Hospital Service Coordinator

병원서비스 코디네이터

이론과 실무

조안나 · 최경연 공저

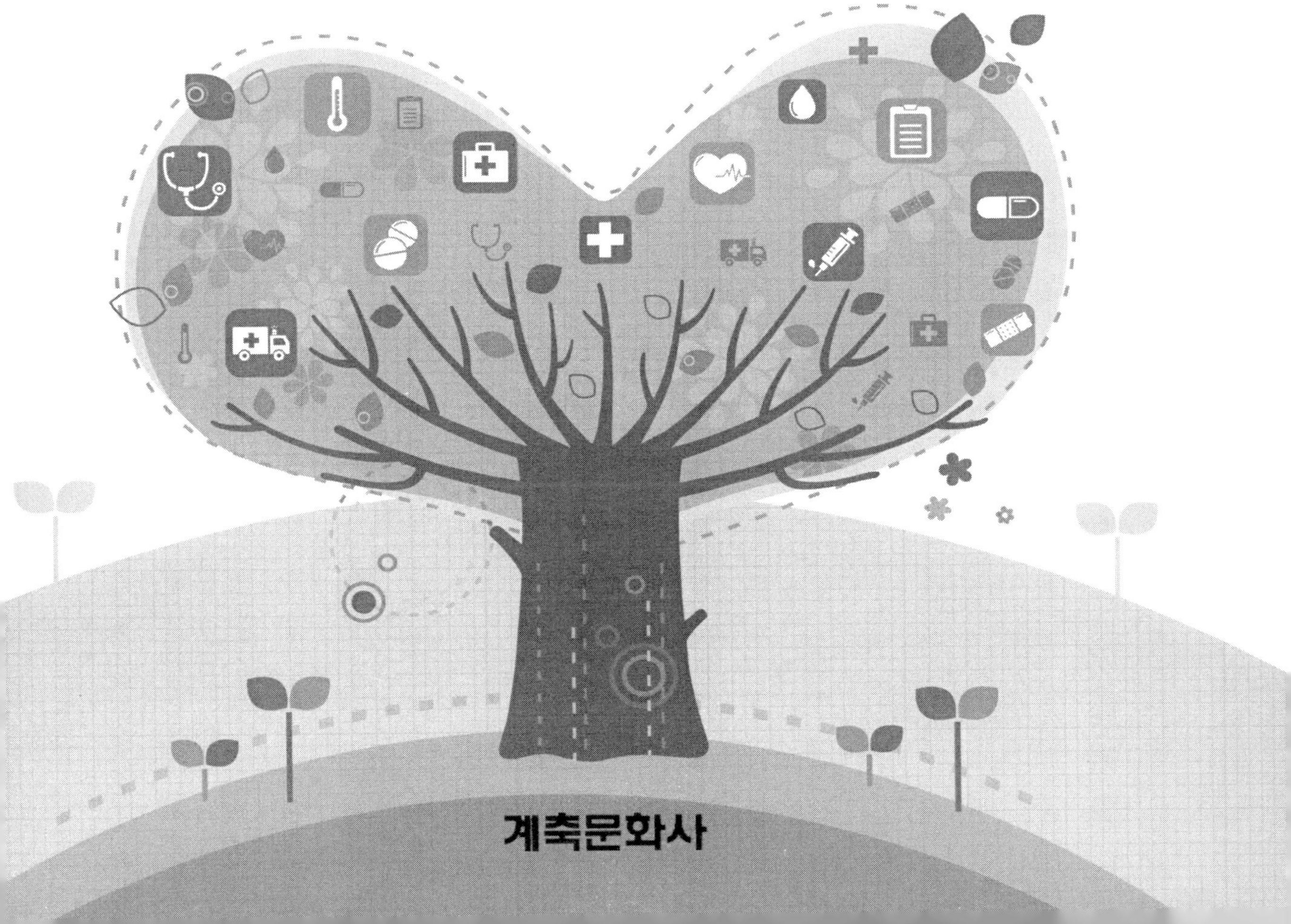

계축문화사

머 리 말

의료 기관들의 경쟁은 심해지고, 시장 개방 압력은 거세지며 고객의 서비스에 대한 욕구는 날로 증가하고 있는 어려운 환경에 직면하고 있습니다. 병의원의 규모가 점점 대형화되면서 국가정책의 변화, 의료 소비자들의 요구 수준의 향상은 의료 기관들의 양적성장 뿐만 아니라 질적 성장까지 압박하는 결과를 초래하고 있습니다. 어려운 경영환경을 극복하고 경쟁에서 능력을 갖춘 전문 인력의 필요성이 증대되고 있습니다.

병원코디네이터라는 낯선 직업군이 하나의 직업군으로 자리를 잡으면서 병원의 새로운 흐름의 주역이 되었습니다. 이제는 국제화의 바람까지 불면서 병원코디네이터의 역할은 점점 더 넓어지고 있습니다.

병의원은 더 이상 질병만을 치료하는 기관이 아닙니다. 고객에게 고품질의 의료서비스를 제공해야 합니다. 고객의 삶의 질과 의식이 향상되고 건강에 대한 관심이 높아지고 있는 시대에 병원코디네이터는 앞서가는 서비스 리더로서, 직장 내 행동모델로서 앞으로 그 영역이 확대될 것입니다.

본문 내용에서는 업무 내용별로 서비스 문제를 주로 다루면서 병원서비스를 좌우하는 요소를 찾아내고 서비스문제를 효과적으로 관리할 수 있는 기본적인 응대전략을 익히는데 그 초점을 두었습니다.

본 교재를 통해 병원서비스 코디네이터로서의 업무를 체계화하고, 의료 현장에서 요구하는 실무 중심의 심층적인 지식을 갖춘 역량 있는 병원서비스 코디네이터를 준비하는 학생들에게 유망한 미래를 준비하는 기회를 제공할 것입니다.

끝으로 이 책이 나오기까지 오랜 기간 동안 애써주신 안동과학대학교 보건행정과 교수님들과 계축문화사 주영일 사장님과 임직원 여러분께도 감사의 뜻을 표합니다.

2013년 8월

저자 일동

차 례

제1편 병원서비스 코디네이터

제2편 병원서비스 코디네이터 실무

제 1 편

병원서비스 코디네이터

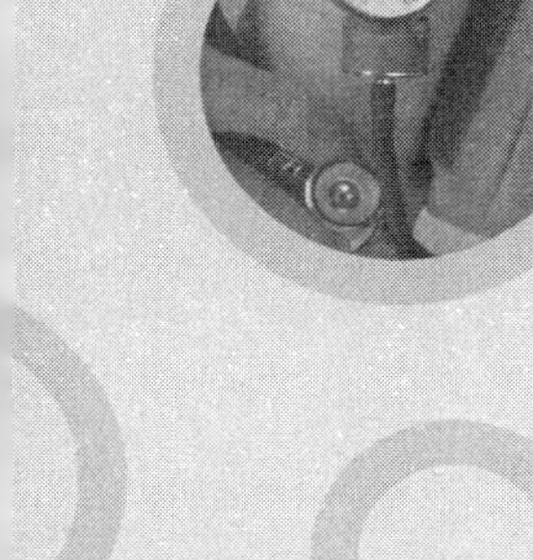

제1장

의료기관과 고객만족경영

1. 병원 코디네이터 개론

1) Hospital Secretary, Coordinator

(1) 병원 코디네이터의 도입 배경

국내 의료시장의 개방화, 병원의 체인화 추세로 개원 병・의원 등 국내 의료계는 치열한 무한 경쟁이 벌어지면서 빠르게 변화하는 의료계에서 경쟁의 우위를 점유하기 위해 없어서는 안 될 존재로 병원 코디네이터(Hospital Secretary, Coordinator) 개념이 도입되기 시작하였다.

국내에 병원코디네이터가 도입된 지는 10년 정도로 지난 1994년 예치과(박인출 원장)에서 싱가포르의 'Tay &partners Group'에서 컨설팅을 받아 스튜어디스 출신 상담사와 도우미를 채용 병원에 처음 병원코디네이터라는 제도를 도입했다고 알려져 있다.

1997년 IMF로 인해 국내 경기가 침체되고, 병・의원의 경영 또한 위기를 맞게 되면서 의료계에서는 경쟁력 강화의 대안으로 서비스에 초점을 둔 병원코디네이터의 필요성에 관심을 갖기 시작했다. '환자의 최우선'의 서비스 경쟁에서 우위를 점하고 싶은 병・의원들은 의사와 간호사만으로는 그 수요를 충족시키지 못한다는 결론을 내렸다.

이에 일반 경영 비즈니스 마케팅과 서비스 개념이 병원에 도입되어 이후 2000년대에 들어서면서 의료산업은 치열한 경쟁에 들어섰고 개원 경쟁에도 가속도가 붙으면서 자연스레 병원 코디네이터들의 수요 또한 증대되면서 고용 병원의 경쟁력과 환자 만족의 경영을 펼치고 있다.

(2) 병원 코디네이터의 역할

코디네이터란 (Coordinator) 동등한, 동격의 대등한, 조화시키다, 조화하여 움직이다. 등의 코디네이터의 사전적 의미처럼 총체적인 시각을 가지고 부서와 분야, 부서와 부서 간을 매끄럽게 연결하여 주는 역할을 하는 사람을 말한다. 이러한 코디네이터의 상주는 서비스 분야나 부서 간 갭(gap)이 큰 조직에서 효과를 볼 수 있다.

병원 코디네이터(Hospital Secretary, Coordinator)는 병원 내에서 진료를 담당하는 의사와 간호사 그리고 병원 행정을 담당하는 원무 직원들의 중간에서 상호 조화롭게 일을 처리하는 역할을 한다.

또한 병원코디네이터는 환자와 의사 사이에서 환자의 마음과 뜻을 읽어 치료에 반영하도록 안내하고, 환자가 적극적으로 치료에 임할 수 있도록 설득시키고, 전함으로써 의사가 준비된 환자를 대함으로써 수월하게 진료에 임할 수 있도록 도움을 준다.

환자의 치료와 진료에 신경을 써야 하는 의사나 간호사 고유의 업무 외에 고객 응대 및 환자 상담에서 사후 관리 등의 환자관리 및 직원에 대한 친절 서비스 교육 등 병원

코디네이터의 시대적 흐름

세대	년도	특징	업무 및 내용
1세대	~80년대 후반	1인 다기능 시대	고참 직원이 병원 업무 총괄 (환자상담, 진료보조, 직원관리, 원장 개인 비서 역할)
2세대	90년대 초~중반	진료와 진료 외 서비스 분리 시대	• 서비스 코디네이터 등장 • MOT 개념을 통한 서비스 질 관리
3세대	90년대 말	병원코디네이터의 본격적인 등장시대	• 1병원 1코디네이터 • 코디네이터 양성 전문 교육기관 등장
4세대	2000년대 초	• 병원서비스 양극화시대 • 소형병원의 통합 • 대형 병원의 전문화, 세분화	• 치료 코디네이터 • 상담 코디네이터 • 리셉션 코디네이터 • 서비스 코디네이터 • 비즈니스 코디네이터 • 재무 코디네이터 • 냄새 코디네이터 • 장기이식 코디네이터 • 기타

이미지를 개선하고 나아가 병원 마케팅, 기획 관리 및 홍보 업무까지 담당하게 되며, 병원 안에서 일어나는 모든 일을 조정하고 적절한 관계로 조화하여 움직인다고 하여 코디네이터란 이름이 붙여졌다.

(3) 병원코디네이터의 적성 및 자질

병원코디네이터란 많은 사람을 대하는 직업으로 어떤 어려운 상황에서도 밝고, 차분한 모습을 보여야 하며, 신속한 일처리와 상황별 적절한 대처를 할 수 있어야 하기 때문에 사람을 대하는 것이 즐겁고 사교적이어야 하며 어떤 일이든 적극적으로 처리할 수 있는 긍정적 사고와 활달한 성향, 환자나 직원의 마음을 읽어 낼 수 있는 센스가 필요하다. 환자 관리를 위한 기본적인 상담 기술과 환자 응대를 위한 기본예절이 필수이며, 새로운 병원 개념에 맞는 경영 시스템과 이를 관리, 실행할 수 있는 능력을 가진 코디네이터가 되기 위해서는 기본적인 이미지 메이킹, 의학지식, 병원 경영과 고객 서비스 마인드에 대한 교육이 필수적이다.

① 고객 지향적인 사고와 적극적인 대인관계 능력
② 유연한 사고방식
③ 대화기술(Communication skill)
④ 환자 관리를 위한 상담 능력
⑤ 융통성 및 총괄적인 시각
⑥ 조직적 사고와 자신의 업무에 대한 스스로의 동기유발
⑦ 리더의 자질과 밝고 긍정적 성격
⑧ 프로 의식과 창의적인 사고로 자기 개발과 지향성

(4) 병원 코디네이터의 성장 가능성 및 진출 분야

병원 코디네이터는 이미 미국을 비롯한 선진국에서는 보편화된 전문 직종으로 우리나라에서도 단지 의료 진료만 제공하면 되었던 권위적이었던 과거의 병원 문화에서 벗어나 양질의 병원 진료와 함께 환자 우선의 서비스를 제공고자 하는 병원 경영과 새로운 병원 문화를 이끌고 나갈 병원 코디네이터는 단지 의료계뿐만 아니라 서비스 마케팅 시대의 모든 조직에서 필수불가결한 전문 직종으로 성장해 나가고 있다.

가장 대표적으로 인식되어 있는 치과를 비롯해 성형외과, 피부과, 안과, 이비인후과, 한의원, 건강진단센터, 전문클리닉 등 진출 분야가 점점 다양해지고 3차 병원인 종합병원, 대학병원 근무 및, 병원 내 서비스 강사나 실버산업 종사자로서의 길도 열려있다. 병원코디네이터 제도의 도입은 국내 의료산업의 진료서비스 질 향상과 함께 환자들의 인식에도 많은 변화를 가져왔다. 그러면서 이들이 맡고 있는 역할의 중요성과 기대가 높아지고 있다. 새로운 병원 경영 패러다임의 중심에 서 있는 병원 코디네이터는 능력과 자질만 갖추어져 있다면 연령, 결혼 유무에 상관없이 활동할 수 있어 여성 전문직으로서 급부상하고 있다.

(5) 병원 코디네이터의 필요성

90년대에 들어서 병원 병상수의 증가율이 매년 6% 이상을 유지하고 있지만, 인구 증가율과 의료 이용률은 둔화되면서 병원의 병상 이용률은 증가 추세에서 감소 추세로 전환되고 있다. 이런 내적 변화 외에도 외적으로는 의료보장 개혁의 일환으로 3차 병원에 대한 서비스 평가가 확대 실시되고, 외국 자본의 국내 의료 시장 진출이 가능해지는 등의 변화가 있어 왔다. 이러한 상황에서 병원들은 앞으로 병원이 나아가야 할 방향을 앞다투어 모색하기 시작했다. 이제는 병원의 공익적 · 사회적 당위성을 논하기에 앞서 생존적인 입장에서 경쟁적인 시대에 돌입했기 때문이다. 따라서 병원서비스와 경쟁력에 대한 대내외적인 이해를 높이는 작업이 선행되었고, 경쟁력 강화를 위한 서비스 개선이 어떠한 원칙과 접근방법을 통하여 추진되어야 하는가를 말없이 준비하였다.

기존 의사 중심의 의료 환경에서 고객 중심의 선진 의료 서비스의 전환 시점에서 의료환경은 공급자 중심에서 수요자 중심으로 빠르게 변화하고 있고, 병, 의원도 고객의 필요와 요구에 맞춘 서비스를 제공하여 무한 경쟁의 의료 시장에서 우위를 차지하기 위해서 전문적인 교육으로 훈련된 병원 코디네이터의 필요성이 강조되고 있다.

복잡하고 바쁜 병원에서 자신을 기억하고 반갑게 맞아주는 코디네이터에 대한 서비스 만족도, 시술 후 상태 확인을 묻는 안부 전화와 차기 예약 안내로 자신에게 관심을 보여주는 병원에 대해 환자는 친근감을 갖게 된다.

문턱이 높은 병원, 어려운 전문용어들 진료나 시술에 대한 상세하고 친절한 안내로 환자는 두려움이나 무서움을 잊게 된다. 환자 자신에게 무관심하게 진료만 하던 의사가 아닌 환자의 심리상태나 관심사를 코디네이터로부터 전해 듣고 먼저 관심을 보여주는 의사로부터의 신뢰감 등 환자의 진료 서비스 만족도가 높아지면서 소개 환자가 늘어나게 되어 병원 경영에 도움이 된다. 사전에 코디네이터가 환자에 관한 중요 핵심적인 사항을 파악 전달해 줌으로써 의사는 환자 시간당 진료의 질을 높일 수 있다.

병원 내 코디네이터 제도 도입 후 진료 약속 이행률이 65%에서 85%로 20%나 높아졌으며, 상담 성공률도 52%에서 75%로 23% 향상되었다. 또한 병원 코디네이터 제도는 지속적인 교육과 경영, 성과공개, 역할에 따른 수익의 공정한 분배 등 의사와 직원, 환자와의 관계를 매끄럽게 연결 조율함으로써 직원의 이직률을 낮추는데도 한 몫을 담당한다.

2. 의료 환경의 변화 및 패러다임 변화 이해

1) 마케팅의 시대적 변화

(1) 생산이 바로 구매로 이뤄지던 시대

독점 혹 몇 개의 기업에서 생산되어지는 상품들이 팔려고 굳이 애쓰지 않아도 공급보다 많은 수요자들에 의해 판매되었다.

(2) 대량생산, 대량 판매의 시대

수요와 공급이 거의 상충되면서 각 기업의 영업적 노력 차이가 곧 기업의 이윤 차이를 만들던 시대이다.

(3) 마케팅이 요구되기 시작

상품을 구매하고자 하는 소비자보다 제공 되어지는 공급이 더 많아져 매출 증진을 위해 타사와의 차별화 요구로 다양한 마케팅 전략 및 효율과 비용 절감을 위한 정책들을 중요시하기 시작하였다.

(4) 기업 존재 여부를 결정짓는 마케팅 중심 시대

다양한 경영 활동 및 기업의 매출 증진을 위해 부서를 마케팅과 영업부분으로 세부적이게 나누어 마케팅적 아이디어의 중요성이 강조된다.

(5) 기업 경영이 고객 만족인 시대

소비자의 의식 및 움직임 등 소비자의 생활이 주요한 주체로 생산, 조직, 예산 분배, 투자 등 기업 경영의 모든 부분들이 소비자가 중심으로 만족을 이끌어 내려는 시대이다.

고객의 불만족 또는 고객의 만족에 등한시 하게 되면 타 기업에 고객을 빼앗기고 마는 경쟁시대가 되었다. 이렇듯 기업 활동들도 시대에 따라 사회적, 경제적 구성 요소들로 그 중요도도 변해오고 있고, 21세기를 살고 있는 이 시대의 패러다임도 바뀌고 있다. 새 시대 기업의 화두는 "우리가 돈을 벌고 있는 가"가 아니고 "우리가 가치를 창조하고 있는 가"이며, "우리가 경쟁에서 이기고 있는가"는 "우리가 필요한 가"로 바뀌어 가고 "우리가 시장을 장악하고 있는 가"도 "우리가 올바른 서비스를 제공하고 있는 가"로 달라져서 기업의 존재의미가 이윤과 시장점유에서 가치창조와 책임으로 변화하는 것으로 "큰 기업(big company)"에서 "좋은 기업(good company)"으로의 지향점 전환이다. 기업・활동과 사회활동의 목표가 같아지는 사회로 질 좋은 상품을 만드는 "큰 회사"가 아니라 존경과 신뢰를 받는 "좋은 기업"이 이끄는 사회로 기업이 살아있는 경제의 옹호자이면서 봉사기관이 돼야 하는 의식 변화까지 이미 우리들은 새로운 패러다임 속에 살고 있다.

2) 의료 환경의 변화

(1) 국내적

① 의사 인력의 증가와 병, 의원의 증가

42개로 증가된 의과대학에서 배출되는 의사 인력의 증가와 종합병원, 및 한의원 등 병, 의원의 증가로 의료 서비스의 공급 과다

② 병원 유형의 다양화

㉠ 질병 치료 접근 방법의 다양화 : 원격 진료, 양, 한방 공존 진료

ⓛ **의료 장비의 첨단화** : 진단 및 치료 장비의 첨단화, 영상 전달 시스템 발달

ⓒ **병원 형태의 다양화** : 클리닉 전문 병원, 개방형 병원, 프랜차이즈 네트워크 병원

③ **의료 분쟁의 증가**

㉠ 의료 행위자가 입증해야 하는 무과실 입증의 원칙

㉡ 과잉 반응과 과잉 진료

㉢ 분쟁 보상제도의 미흡

(2) 국제화

의료 시장 개방과 국제화로 선진의료 상품과 외국의 의료 기관이 국내에 진출

㉠ 인천 경제 특구 외국인 병원 설립, 제약 및 선진 의료기기 등 의료 설비 국내 시장 석권, 국내 의료 기관의 해외 진출과 의료 상품 제공

㉡ 나라한방병원, 예치과 그룹, 고운세상피부과 등

3) 의료 서비스 패러다임의 변화

(1) 경쟁 개념의 변화

의료 서비스는 진료라는 한 상품과 그 상품을 구매하는 고객인 환자라는 개념이 정착되었고, 의료 서비스의 개념이 치료 목적에서 건강 보호, 복리 수준 향상의 일환으로 변화되었다. 의료 서비스의 상업주의화 극대화에 따른 경쟁력 확보를 위해 상업주의화 경쟁개념의 홍보, 마케팅이 병원 경영의 필수 요건으로 정착되고 있는 실정이다.

평생 고객화를 목적으로 한 전략적인 환자 관리 및 접객 서비스 교육에 대한 중요성 인식이 점점 확산 되어 의료 서비스도 소비자 주권을 반영한 고객 지향의 경쟁 개념으로 정착되어가고 있다.

(2) 의료 환경의 기능적 변화

① **의료 기관의 역할 변화**

㉠ 대학 병원, 종합 병원의 기능 변화

ⓛ 보건소의 역할 증대, 지자체 설립 병원의 기능 확충

② **의료 보험의 확대**

㉠ 사회 보장적 의료 보험의 한계 노출

㉡ 변형된 사회 의료 보장의 등장
(정형적 특정 질환에 대한 의료 보험의 확대, 의료 보험 시장의 개방)

③ **예방적 의료의 확충**

㉠ 인구 노령화에 대한 대책

㉡ 건강 증진 개념의 도입

㉢ 제3 의료 등장

4) 의료 환경 변화 대응 전략

(1) 고객 로열티 경영의 도입

고객 만족도 보다 더 직접적으로 경영성과에 영향을 미치는 고객 충성도 고객 로열티 경영은 고객 만족 경영, 고객 중심 경영의 기존 개념에 기존 고객의 유지가 보다 더 중요하다는 것이다. 최근 조사 결과에 따르면 고객 만족과 이익 창출 또는 매출과의 상관관계가 높지 않으며, 고객 만족이 경영성과로 바로 연결되지 않고 고객 충성도를 통해 연결된다는 것을 알게 되었다. 신규 환자를 늘리는 것 보다 기존의 환자를 더 잘 관리하라는 말이 바로 고객 로열티 경영의 시작이며, 고객의 로열티를 높이기 위해 홍보와 마케팅을 하는 것보다 기존환자에 대한 서비스 및 그들의 욕구에 더욱 관심을 가져서 고객성도를 높이기 위한 고객 로열티 경영을 해야 한다.

현재 우리나라 병원은 고객 로열티를 높이기 위한 마케팅보다 신규 고객 확대를 위한 마케팅 및 프로모션을 주로 행하다보니, 기존 고객에게 주어지는 혜택은 관심에서 조금씩 벗어나게 된다. 현행 고객 로열티 경영에서 고려되어져야 하는 점들로는 고객들의 중요 관심사 및 문제나, 병원 이용의 편리성과 직원과 환자 사이의 상호 원활한 의사소통을 들 수 있으며, 정보 통신 도구 등을 이용한 환자 지향 예약 시스템 및 환자 관리 프로그램을 도입과 활용을 들 수 있다.

고객 로열티 경영 수단 CRM (Customer Relationship Management, 고객관계관리)

CRM(고객관계관리)이란 고객과의 장기적 유대 관계를 통해 상호 의존적 관계를 구축함으로써 고객을 평생 고객으로 만드는 것이다.
병원의 입장에서 새 고객을 이끌어 유치하는 것은 기존 고객을 보유하는 것 보다 10배나 더 많은 비용을 초래하기 때문에 항상 보다 높은 고객 만족도 및 보다 좋은 서비스를 제공해서 기존 고객을 붙잡아 두는 것이 병원 입장에서는 이익이다. 그렇게 함으로써 고객들은 보다 저렴한 비용으로 기업의 서비스를 이용 할 수 있는 것이다. 이러한 목적을 달성하기 위해 병원은 고객관계를 좀 더 효율적으로 관리, 유지 할 필요가 있다. 그렇기 때문에 병원에는 고객관계마케팅이 필요한 것이다. 병원의 입장에서 CRM이란 앞에서 이야기를 했듯이 고객 관계 관리를 말하는 것으로, 선별된 고객으로부터 수익을 창출하고 장기적인 고객관계를 가능케 함으로써 보다 높은 이익을 창출할 수 있는 솔루션을 말한다. 즉, 고객과 관련된 병원의 자료를 분석, 통합하여 고객 특성에 기초한 마케팅 활동을 계획하고, 지원하며, 평가하는 과정을 말하는 것이다.

(2) 서비스 경영의 도입

① 병원서비스의 특성

복합적인 병원서비스 어느 한 서비스에서 불만요인이 발생할 경우 나머지 전체 서비스에 좋지 않은 결과를 미쳐 병원 불만 고객의 70%에 이른다는 연구 결과가 있다.

㉠ 서비스는 행위, 과정, 그 결과인 성과

㉡ 환자와 직원과의 접촉

㉢ 무형성 (진료)

㉣ **비분리성** : 생산과 소비가 동시에 발생한다.

㉤ **이질성** : 모든 서비스는 서로 달라서 표준화가 어렵다.

㉥ **소멸성** : 판매되지 않은 서비스는 사라진다.

② 해결 방안

㉠ 정확하고 상세한 고객의 정보 관리(신상명세 외에 좀 더 자세한 개인 정보를 가지고 있으므로 하여 가까운 관계 유지에 도움이 된다.)

㉡ 병원에 대한 깊은 신뢰감 쌓기(유지관리, 사후관리 등)

㉢ 병원이란 공적인 만남에서 개인적 유대까지 쌓을 수 있도록 고객 감동의 정성

부록 – 용어 설명

· 패러다임

패러다임이란 말은 라틴어 "파라디그마"에서 유래한 단어이다.

패러다임이란 과학철학자 토마스쿤(Thomas-khun)의 저서 〈과학혁명의 구조〉에서 처음 언급한 과학용어이었으나 오늘날에 와서는 모델, 관념, 지각(知覺), 시각, 준거의 틀 등을 의미하는 것으로 일반적인 의미에서 본다면 패러다임이란 우리가 세상을 보는 방식, 인식의 방법을 말한다.

다시 말하면 우리가 세상을 볼 때 시각적인 감각에서가 아니라 지각하고, 이해하고, 해석하는 관점에서 이 세상을 보는 것, '사고의 틀' '관점'을 의미한다.

어떤 대상이나 현상을 보고 생각을 하는 기준이 되는 것, 그 시대를 통괄하고 있는 사고의 방식이라고도 할 수 있는 것이 패러다임이다.

최근 시사적 용어로 사용되어 가면서 21세기적 유형의 용어로 자리매김 하게 되었다. 이를테면 〈새로운 밀레니엄의 뉴 패러다임을 구축하자〉, 〈새로운 시대에 맞는 새로운 패러다임〉, 〈패러다임을 전환할 수 있는 고장관념을 타파〉 등 생활 곳곳에 흔적을 남기고 있다.

· CS(Customer satisfaction, 고객만족)

고객만족이란 "고객의 욕구(Needs)와 기대(Expect)에 최대한 부응하여 그 결과로서 상품과 서비스의 재구입이 이루어지고 아울러 고객의 신뢰감이 연속적으로 이어지는 상태"를 말한다. 그리고 "제공한 상품과 용역 서비스에 대한 고객의 기대에 부응함으로써 그것이 고객의 사회적, 심리적, 물질적 만족감을 주고, 고객의 지속적인 재 구매 활동과 수평적 인간관계를 형성하는 커뮤니케이션 사이클(cycle)"이라고 정의할 수도 있다.

그렇다면 고객만족경영[顧客滿足經營, customer satisfaction management]은 어떻게 정의를 내릴 수 있을까?

고객만족경영이란 고객만족을 궁극의 기업목표로 추구하는 신 경영기법으로서 경영의 모든 부문을 고객의 입장에서 생각하고 고객을 만족시켜 기업을 유지하고자 하는 신 경영기법으로 1980년대 후반부터 미국과 유럽 등지에서 주목받기 시작하였다.

· CS모니터링

기업과 고객이 만나는 접점 서비스 현황을 파악하고 수준을 측정하며, 궁극적으로 고객의 요구에 직접적으로 기업의 경영활동에 반영될 수 있도록 하는 것이며, 각 기업의 현시점에서의

對 고객 취약점을 파악하고 이를 보완하여, 기업의 경영활동 목적과 고객의 요구 수준에 만족할 수 있는 서비스를 제공할 수 있도록 도와주는 시스템이다.

· **CSM**(Customer Satisfaction Management, 고객만족경영)
고객만족경영(Customer Satisfaction Management)이란 기업의 경영활동을 고객 지향적으로 행하는 것으로써, 지속적인 고객의 소리 수집과 고객 Needs 파악을 통하여 이에 반하는 대내외적인 불만요인을 근본적으로 개선함으로써 고객을 만족시키고자 하는 경영기법이다. 한국능률협회 컨설팅(KMAC)의 고객만족경영 컨설팅은 바로 기업에서 고객만족경영이 가능하도록 지원하는 것으로써, 고객의 Needs를 기업내부로 끌어들여 기업의 경영방식(Process, People, Strategy, System)을 고객 지향적으로 바꾸며, 이것이 현장에서 실천됨으로써 고객에게 최고의 가치를 제공하고 궁극적으로는 기업의 가치를 극대화하여 미래비전을 달성하도록 지원하는 것이다.

· **미스터리 쇼핑**(mystery shopping)
자신의 신분을 감추고 일반 고객인 것처럼 기업의 매장이나 현장을 방문해서 직원들의 서비스를 평가하는 방법. 직원들이 눈치 채지 못하도록 물건을 구입하기 위해 온 손님인 것처럼 행동하면서도 온갖 까다로운 질문을 던지는 등 직원의 대고객 서비스 태도 및 전문지식들을 체크하는 방법이다. 이를 진행하는 요원을 미스터리 샤퍼라고 하며, 외국에서는 전문 직업으로 자리 잡았다.

· **R/P**(Role Playing, 역할연기)
현실에 근접한 상황을 설정하여 참가자에게 특정역할을 연기하게 하는 것에 따라 역할과 입장을 이해하게 하거나, 현실에 맞서는 주체성과 창조성을 높이기 위한 체험기법을 가리킨다. J. L. 모레노의 사이코드라마(심리극)에서 발전한 것으로, 사람에 대한 감수성과 통찰력 문제해결력을 높이는 것에 주안점을 둔다.
문제의 상황과 역할의 설정을 바탕으로 행해지고, 부여받은 상황에서 연기자에게 자유롭게 연기를 하도록 하고, 종료 후에 각각의 입장에서 문제점, 대책 등 전원이 토의하고 검토한다. 이 기법을 통해 연기자는 학습내용을 체험하여 몸으로 배울 수 있고 자기의 행동에 관해서 여러 가지 의견을 들을 수 있을 뿐만 아니라, 다른 사람의 연기를 보고 많은 것을 배울 수 있는 것도 장점이다. 그러나 관리력 등 높은 정도의 능력 훈련에는 적당하지 않다.
또한 이 방법만으로는 그다지 유효하지 않으므로 취해야 할 자세를 강의로 가르치고 그것을 연기하는 등 다른 방법과 결합하는 것이 필요하다.
그리고 연기자가 진지해지지 않는 경향이 있다.
채택하는 소재는 고객응접, 전화응대, 면접, sales 기술 등이다.

· **피드백**(Feedback)

본래는 기술용어로써 전기통신방식에서는 일방적으로만 정보가 흘러가는 방식 이외에 수신자에게 들어간 정보가 원래의 곳으로 되돌아가는 환상(環狀) 회로방식이 있다.

이와 같은 정보체계를 일반적으로 제어계통이라고 부르고 정보를 되돌려 보내는 것을 '피드백'이라고 한다.

이 말을 전용해서 '그룹 다이나믹스'에서는 관찰자가 집단과정을 관찰한 정보를 참가자에게 전하는 의미로 쓰인다. 그리고 비지시적 심리요법에서 쓰는 '음, 음'하는 '반사'나 '결국 이런 말씀이시군요…'라고 하는 명확화 등도 피드백 개념에 포함된다.

피드백에는 '기술적(記述的), 특정적, 필요성, 유용성, 수용적, 즉시적, 전달성, 정확성'의 8가지 원칙이 있다.

· Active Listening(적극적 경청)

커뮤니케이션에 있어 적극적인 청취 태도에 대한 사고방식을 말하는데, '공감적 경청' 또는 '경청'이라고도 하며, 비지시적 카운셀링의 Carl P. Rogers가 제창했다. 듣는 방법에는 '귀로 듣다'와 '귀를 기울이다'가 있지만, 경청은 후자로 '관심을 갖고 상대방의 말을 경청하는 것이고, 상대방의 생각과 감정을 상대의 입장에 서서 이해'하는 것을 말한다.

단어에서 뜻하는 것처럼 진실한 감정과 태도를 전하는 것은 어렵다. 그러나, 경청함으로써 상대방의 심정과 감정, 태도를 전달받는 것이 가능하고, 그 과정에서 자신의 생각과 느낌도 상대방이 이해하려고 노력하게 된다.

적극적 경청의 태도에는 상대가 무엇을 느끼고 있는가를 상대의 입장에서 받아들이는 공감적 이해가 중요하고, 자신이 갖고 있는 고정관념을 버리고 상대의 태도를 받아들이는 수용의 정신, 자신의 감정을 솔직하게 전하고 상대를 속이지 않는 성실한 태도가 필수적이다.

적극적 경청을 위해서는

① 비판적·충고적인 태도를 버리고,

② 상대가 말하고 있는 의미 전체를 이해하고,

③ 단어 이외의 표현에도 신경을 쓰며,

④ 상대가 말하고 있는 것을 feedback해 보고,

⑤ 감정을 흥분시키지 않는 것 등이 중요하다.

이 적극적 경청은 커뮤니케이션의 기본적인 태도이므로 관리·감독자를 대상으로 대인능력을 향상하는 연수 중에 채택되는 일이 많다.

· Module(모듈)

최종적인 "단위 교육 목적"을 달성할 수 있도록 필요한 내용구성과 평가활동이 모두 겸비된 학습 패키지를 말한다.

모듈은 여러 가지 형태로 구성되며 모듈 자체만으로 모듈이 추구하는 학습목표를 달성할 수 있으며, 여러 개의 모듈이 묶여 한 과정이 될 수도 있다.

대졸입문과정의 예를 들면 입문 과정 중에 예절 교육이 8시간이면 "예절교육의 목표", "교육내용", "실습", "평가지침"이 모두 갖추어져 있는 것으로 이것이 하나의 모듈이 된다고 할 수 있다.

즉, 교육에서 말하는 모듈의 의미로는 교수체제(instructional system)에 있어서 하나의 독립된 요소를 가리킨다. 특히 개별수업에서 교수-학습체제를 학습단위별로 체계적으로 설계하는 것을 교과학습단위(module)이라고 한다.

모듈을 설계할 때에는

① 학습자가 이해할 수 있는 용어로 명백한 학습목표를 제시해야 하고,

② 학습목표 달성 여부를 확인하기 위해 적절한 평가방법이 필요하며,

③ 학습활동에 필요한 학습 자료와 학습의욕 · 기억을 자극할 수 있는 자료를 포함하도록 설계하여야 한다.

이와 같은 모듈은 학습자들이 그 학습단위의 최종목표를 달성할 수 있도록 도와주기 위해서 고도로 조직화되고 신중하게 설계되어야 한다.

제2장

의료서비스 매너

1. 이미지 컨설팅

1) 표정 관리의 중요성

① 표정은 첫 인상을 결정한다.
② 첫 인상을 3~4초 동안에 80%가 결정된다.
③ 호감을 주면 갑절로 돌아온다.
④ 밝은 표정은 미인의 조건이다.

2) 웃음의 의미

(1) 웃는 얼굴은 상대에게 호감을 주고, 신뢰와 협조를 쉽게 얻게 하여 스스로에게 자신감을 준다.

① 웃음은 전염된다. 감염된다. 이 둘은 당신의 건강에 좋다.
② 한 번 웃는 것은 에어로빅 5분 운동량과 같다.
③ 20분 동안 웃는 것은 3분 동안 격렬히 노를 젓는 것과 같다.
④ 행복하기 때문에 웃는 것이 아니라, 웃기 때문에 행복하다.

(2) 웃음의 효과

· 웃음에 관한 국제학술회의 "98. 10. 스위스 바젤"

독일 정신과 의사 미하엘 티체박사 발표
독일인이 40년 전에 비해 웃는 횟수가 1/3로 줄어들었고, 어린이가 하루 400번 웃는데 비해 성인들 15회밖에 웃지 않는다고 한다.

- 스트레스 진정 효과
- 혈압을 낮추는 효과
- 혈액순환 개선 효과
- 면역체계를 증진하는 요과
- 소화기 안정 효과

① **마인드 컨트롤 효과**

일부러라도 웃다보면 저절로 기분이 좋아진다(억지웃음도 90% 효과).

② **감정이입 효과**

웃음은 서비스 맨의 기분만 좋아지게 하는 게 아니라 그를 상대하는 고객의 기분까지 즐겁게 해준다.

③ **건강 증진 효과**

웃음이 건강에 좋다는 것은 스탠퍼드 대학의 윌리엄 프라이 교수를 비롯하여 여러 학자, 의사들의 공통된 견해

④ **신바람 효과**

웃음은 수많은 고객을 상대하는 고달픈 상황 하에서도 그것을 극복할 수 있는 활력을 불어 넣어 준다.

⑤ **호감효과**

웃음은 서비스 맨의 풍채와 인상을 좋게 해주어 고객으로 하여금 호감과 친밀함을 느끼게 한다.

⑥ **실적 향상 효과**

서비스 맨의 웃음은 영업 실적을 증대시킨다.

⑦ **운동효과**

㉠ 1회 크게 웃으면 650개 근육 중 231개, 얼굴 근육 80개중 15개가 운동을 한다.

㉡ 1회 크게 웃을 때마다 200만원어치의 엔돌핀이 나온다.

㉢ 10초간 배꼽잡고 웃으면 3분간 노 젓는 효과와 같다.

㉣ 한 번 크게 웃으면 에어로빅을 5분 동안 하는 것과 같다.

㉤ 여자가 남자보다 평균 7.5년 오래 사는 이유는 자주 웃기 때문이다.

㉥ 1일 15초 크게 웃으면 이틀의 수명이 연장된다.

3분간 전력질주 17kcal

3분간 웃음 11kcal

3분간 조깅 8kcal

10분간 계단 60kcal

(3) 성공하는 사람들의 표정의 특징

① 항상 먼저 웃고

② 항상 부드러운 미소가 얼굴에 감돌고

③ 표정이 아름다워야 일과 사랑에 성공할 수 있다는 확신이 있고

④ 호감 가는 사람이라는 말을 듣는다.

3) 표정 실습

(1) 안면 근육 이완 실습

① **실습 I**

㉠ 자세를 바르게 한다.

㉡ 코와 입으로 동시에 숨을 많이 마신다.

㉢ 푸 하고 천천히 그리고 완전히 뱉는다.

② **실습 II**

㉠ 아, 이, 우, 에, 오 연습하기

턱뼈를 완전히 분리시키듯이 입을 크게 벌린다.

입술 근육 주위가 부드러워진다.

㉡ 소리를 뱉으면서 연습한다.

(아이-, 이이-, 우이-, 에이-, 오이-)

㉢ 귀 움직이기

귀를 움직인다는 기분으로 볼 근육과 정수리 부근 근육을 움직이려고 노력한다.

③ **아름다운 입술을 위한 근육운동**

㉠ 입 꼬리 누르기

(두 집게 손가락으로 입 꼬리를 누르고 입술을 앞으로 내민다.

입 꼬리가 느슨해지는 것을 방지한다.)

㉡ 볼 당기기

(입술은 긴장을 풀고 다문 채로 두 손을 볼에 대고 가볍게 귀 방향으로 끌어올려 주듯 당긴다.)

㉢ 볼 당겨 '후, 후' 소리내기

(손은 '볼 당기기' 상태대로 손의 힘을 빼지 말고 '후', '후' 하고 몇 번 더 되풀이 하여 소리 낸다.)

(2) 시선 연습

① **눈동자 운동**

눈 → 이마 → 눈 → 턱

② **눈 아래로**

㉠ 숨을 깊이 마시고

㉡ 천천히 고개를 들어

㉢ 숨을 멈춘 상태에서

㉣ 정면 응시(눈 깜박이지 않는다.)

㉤ 30초 이상이 되도록 연습

③ **눈으로 웃기**

㉠ 눈 스트레칭으로 생기있는 눈 만들기

㉡ 눈으로 즐거운 감정 전하기

㉢ 눈웃음보다 더 중요한 눈의 시선

㉣ 눈 찡그리기 : 두 눈을 강하게 감았다 떴다를 반복한다.

④ **눈썹으로 웃기**

㉠ 눈썹으로만 표정 16가지를 지을 수 있다.

㉡ ↑ : 놀람, 기쁨, 환영

㉢ ↓ : 집중, 슬픔, 당황

㉣ 눈썹 바로 밑에 집게손가락을 눈썹과 나란히 대고 눈썹을 상하로 움직인다.

㉤ 눈 근육이 이완된다.

(3) 상황에 맞는 얼굴표정

① 희노애락을 표현하는 얼굴표정을 짓자 단, 개인감정이 삽입된 怒(화낼 로)는 금물 잘못이 있을 때는 신속하게 "죄송합니다"를 말하고 죄송하다는 표현에 맞는 얼굴표정

② 고객문의 사항에 대한 답변을 할 때 고객의 마음처럼 기쁜 표정을 담고 알려준다.

㉠ 무표정은 고객에 대한 무관심과 같다.

㉡ 시선을 상대방의 눈높이에 맞추고 친절을 담은 눈빛을 보여준다.

4) 웃는 얼굴의 크기

① 긴장을 푼 얼굴(위 아랫니의 사이에 약간의 틈이 생김)

② 보통으로 웃는 얼굴(2분의 1스마일)

③ 크게 웃는 얼굴(풀 스마일, 앞 윗니가 8~10개보이도록)

5) 쉽게 하는 이미지 자가 테스트

항목별로 긍정은 1점, 부정은 0점으로 합계를 한다. 18~20점은 최상의 이미지, 14~17점은 좋은 이미지이나 조금만 노력하면 최상의 이미지를 가질 수 있다. 10~13점은 부족한 부분을 찾아 노력이 필요하고 9점 이하는 전문가의 도움이 필요하다.

(1) 나의 매력을 30초 안에 5가지 이상 쓸 수 있다.
(2) 나에게 어울리는 이미지를 잘 알고 있다.
(3) 나의 신체치수를 정확히 알고 있다.
(4) 때와 장소, 상황에 따라 옷을 입을 수 있다.
(5) 나만의 스타일이 있다.
(6) 내 체형을 보완하는 패션 스타일을 알고 있다.
(7) 옷을 계획 구매한다.
(8) 매너있고 예의바르다는 이야기를 자주 듣는다.
(9) 내게 어울리는 헤어스타일을 잘 알고 있다.
(10) 탈모 예방을 위해 노력하고 있다.
(11) 나를 돋보이게 하는 색을 확실히 알고 있다.
(12) 나는 좋은 이미지를 위해 과감한 변신도 두렵지 않다.
(13) 표정이 환하다는 이야기를 자주 듣는다.
(14) 나의 내면의 성향을 정확히 분석하고 있다.
(15) 나는 미래의 목표를 위해 하루 한 시간 이상 투자한다.
(16) 나는 항상 허리를 쭉 펴고 바른 자세를 유지한다.
(17) 나는 유머감각이 있다.
(18) 나는 이야기 소재가 풍부해 어느 장소에서든 적합한 대화를 할 수 있다.
(19) 나는 내가 말하는 것보다 상대의 말을 많이 듣는 편이다.
(20) 나는 상대의 마음을 잘 파악하고 배려하려고 노력한다.

인상 좋은 표정 만드는 생활 수칙

1. 미소를 생활화하는 방법을 당장 실시하라.

① 상대방을 진심으로 좋아하려는 노력을 의식적으로 기울일 것
② 사람과 사물에 대해서 의도적으로 긍정적인 면을 찾아볼 것
③ 맘에 들지 않은 사람에게도 반가운 미소를 보일 것
④ 그리고 그 미소가 이중적, 위선적인 태도가 아니라 자신의 인성이 성숙하고 관대하기 때문이라고 생각할 것

2. 성공적으로 제대로 잘 웃는 방법을 익혀라.

① 양쪽 눈꼬리를 연결하는 선과 입 모양이 역삼각형을 이룰 때 가장 아름답다.
② 입꼬리를 최대한 귀밑까지 끌어올리며 웃을 것
③ 웃을 때 입술이 비뚤어지지 않도록 주의하고 반듯하게 대칭이 되도록 할 것
④ 때로는 큰 소리로 웃어 얼굴 근육을 크고 유연하게 만들 것

3. 맑고 선한 눈매 만들기 운동을 하라.

눈을 뜨고 눈동자를 좌우로 열을 세면서 둥글게 5–6회 굴린다.

4. 부드럽고 안정적인 눈매 만들기 연습을 하라.

① 얼굴은 움직이지 말고 시선만 오른쪽 옆으로 옮겨본다.
② 시선을 오른 쪽으로 옮기기 전에 앞쪽 아래를 쳐다본다.
③ 다시 시선만을 오른쪽 옆으로 옮겨본다.

5. 활기찬 표정을 위해 얼굴 근육을 올려줄 것

① 얼굴 근육은 나이가 들수록 탄력을 잃고 아래로 쳐진다.
② 얼굴 턱과 양 귓가 사이에 양손을 받치고 양 눈썹 위쪽으로 얼굴을 밀어 올려 줄 것
③ 많이 수시로 웃으면 얼굴 근육이 자연스럽게 올라간다.

6. 아침에 일어나면 거울을 보고 '휴머니스트 선언'을 만들어 큰 소리로 반복할 것

예) '나는 나 자신과 주위 모든 사람들을 진정으로 사랑하며 친절을 베푸는 이 시대 진정한 휴머니스트이다.'

7. 자기 전 하루 반성의 시간을 가질 것

나와 다른 사람에게 얼마나 성의를 다했는가를 반성하고 내일을 계획하며 온화한 표정으로 잠들 것

8. 화가 나거나 불만스러울 때는 심호흡을 하고 '아, 에, 이, 오, 우'를 크게 반복할 것

거울을 들여다보면서 자신이 만들 수 있는 표정을 다양하게 만들어 보고 멋있는 표정을 찾아낼 것

인간의 얼굴에는 무려 80여개의 근육이 있어 7천 가지 이상의 표정을 만들 수 있다.

상황별로 자신만의 독특하고 멋있는 분위기의 표정을 찾아내서 반복 훈련할 것

웃음의 34가지 테크닉

1. 힘차게 웃으며 하루를 시작하라. 활기찬 하루가 펼쳐진다.
2. 세수할 때 거울을 보고 미소를 지어라.
   거울 속의 사람도 나에게 미소를 보낸다.
3. 밥을 그냥 먹지 말라. 웃으며 먹고 나면 피가 되고 살이 된다.
4. 모르는 사람에게도 미소를 보여라. 마음이 열리고 기쁨이 넘친다.
5. 웃으며 출근하고 웃으며 퇴근하라. 그 안에 천국이 들어있다.
6. 만나는 사람마다 웃으며 대하라. 인기인 1위가 된다.
7. 꽃을 그냥 보지 말라. 꽃처럼 웃으며 감상하라.
8. 남을 웃겨라. 내가 있는 곳이 웃음천국이 된다.
9. 결혼식에서 떠들지 말고 큰 소리로 웃어라. 그것이 축하의 표시이다.
10. 신랑신부는 식이 끝날 때까지 웃어라. 새로운 출발이 기쁨으로 충만해진다.
11. 집에 들어올 때 웃어라. 행복한 가정이 꽃피게 된다.
12. 사랑을 고백할 때 ! 웃으면서 하라. 틀림없이 점수가 올라간다.
13. 화장실은 근심을 날려 보내는 곳이다. 웃으면 근심걱정 모두 날아간다.
14. 웃으면서 물건을 팔라. 하나 살 것 두 개를 사게 된다.
15. 물건을 살 때 웃으면서 사라. 서비스가 달라진다.
16. 돈을 빌릴 때 웃으면서 말하라. 웃는 얼굴에 침 뱉지 못한다.
17. 옛날 웃었던 일을 회상하며 웃어라. 웃음의 양이 배로 늘어난다.
18. 실수했던 일을 떠올려라. 기쁨이 샘솟고 웃음이 절로 난다.
19. 웃기는 책을 그냥 읽지 말라. 웃으면서 읽어 보라.
20. 도둑이 들어와도 두려워말고 웃어라. 도둑이 놀라서 도망친다.

21. 웃기는 개그맨처럼 행동해 보라. 어디서나 환영받는다.
22. 비디오 웃기는 것을 선택하라. 웃음 전문가가 된다.
23. 화날 때 화내는 것은 누구나 한다. 화가 나도 웃으면 화가 복이 된다.
24. 우울할 때 웃어라. 우울증도 웃음 앞에서는 맥을 쓰지 못한다.
25. 힘들 때 웃어라. 모르! 힘이 저절로 생겨난다.
26. 웃는 사진을 걸어 놓고 수시로 바라보라. 웃음이 절로 난다.
27. 웃음노트를 만들고 웃겼던 일 웃었던 일을 기록하라. 웃음도 학습이다.
28. 시간을 정해놓고 웃어라. 그리고 시간을 점점 늘여라.
29. 만나는 사람을 죽은 부모 살아온 것 같이 대하라.
    기쁨과 감사함이 충만해진다.
30. 속상하게 하는 뉴스를 보지 말라. 그것은 웃음의 적이다.
31. 회의할 때 먼저 웃고 시작하라. 아이디어가 샘솟는다.
32. 오래 살려면 웃어라. 1분 웃으면 이틀을 더 산다.
33. 돈을 벌려면 웃어라.
    5분간 웃을 때 5백만원 상당의 엔돌핀이 몸에서 생산된다.
34. 죽을 때도 웃어라. 천국의 문은 저절로 열리게 된다.

6) 이미지 메이킹

(1) 이미지 메이킹의 정의

정의: 타인에게 자신의 이미지를 언제 어디서든 주어진 상황에 맞게 재고 시켜주고, 자신의 능력을 최대한 발휘할 수 있도록 해주며, 나아가 자신의 내적인 잠재력까지도 표출할 수 있도록 만들어 주는 것

(2) 이미지 메이킹의 필요성

① **자기 이미지**(Self-Image)

자신의 이미지를 머릿속에 떠올릴 때 특징적으로 나타나는 현상과 느낌

② **실제적 자기 이미지**(Practical Self-Image)

스스로가 현재 생활에 실제로 가지고 있는 자신의 이미지

③ **이상적 자기 이미지**(Ideal Self-Image)
스스로 추구하고자 하는 자신의 모습

④ **면경 자기 이미지**(Looking-glass Self-Image)
타인에게 보여 주는 이미지로 자신, 또는 타인에게 표현하고자 하는 이미지

⑤ **상품 표현적 자기 이미지**
자신의 이미지를 마케팅에 응용한 것으로 상품을 통하여 표현하고자 하는 이미지

⑥ **상황적 자기 이미지**
개인의 특정한 상황에서 타인이 자신에 대하여 가져주기를 바라는 이미지

(3) 이미지 메이킹의 형성 요소

① **1단계** : Know Yourself(자신을 알라)
② **2단계** : Develop Yourself(자신을 계발하라)
③ **3단계** : Package Yourself(자신을 포장하라)
④ **4단계** : Market Yourself(자신을 팔아라)
⑤ **5단계** : Be Yourself(자신에게 진실하라)

(4) 이미지 분석 방법

긍정적인 이미지에 대한 포괄적인 전략이 필요
첫째는 자신의 이미지 분석
둘째는 목표를 분명히 세움
셋째는 내적인 이미지와 외적인 이미지 정합
넷째는 실천하고 유지하는 것

IMAGE 형성 (앨버트 메라비안 박사)

- 시각에 의한 인상 55%
- 청각에 의한 인상 38%
- 말의 내용 7%

(5) 컬러와 이미지

① 칼라 이미지 진단

㉠ 이미지 메이킹과 컬러

ⓐ 색채의 느낌

우리가 보통 색깔을 보고 있을 경우 몇 가지 색깔을 동시에 보고 있을 때가 대부분이다. 이때 색깔이 서로 영향을 주어 한 색깔만 보고 있을 경우와는 다르게 보인다. 그 대표적인 현상이 대비 현상이다.

ⓑ 색의 대비현상

몇 가지 색깔을 동시에 보고 있을 때 색깔이 서로 영향을 주어 한 색깔만 보고 있을 경우와는 다르게 보이는데 그 대표적인 현상이 대비 현상이다. 즉, 2가지 이상의 색깔을 동시에 보거나 연속해 볼 때 생기는 현상으로 이때 제시된 색깔이 서로 영향을 주어 저마다 색깔의 특성을 더 강조하는 경향이 생긴다. 색에는 색상, 명도, 채도의 3가지 속성이 있다. 그러므로 「색상대비」, 「명도대비」, 「채도대비」 등 3가지 대비가 있다.

ⓒ 색채에 대한 주관적 연상

색채는 어떤 색이든 그것을 보는 사람의 개별적인 견해를 따라 그 특질이 양반될 수도 있다.

예를 들어 객관적으로 본다면 초록색은 서늘하고 신선하고 맑은 색이여서 매우 유쾌한 색이다. 그러나 초록빛의 조명이 사람의 피부를 비추게 되면 주관적인 견지에서는 당장 혐오감을 불러일으킨다. 그러므로 객관적인 관점과 더불어 주관적인 관점까지 고려하지 않는다면, 색채를 보고 느끼는 연상을 그 어느 것도 적절한 것이 될 수 없다. 왜냐하면 각 개인마다 색채를 외계 또는 자기 자신과 연관시키는 방법이 다르므로 색채에 대한 반응 또한 달라지기 때문이다.

따뜻한 색의 경우에는 주관적인 연상과 객관적인 연상이 크게 다르지는 않지만 차가운 색에서 느껴지는 연상은 정반대의 것이 될 수도 있다. 그러나 빨간색의 경우는 자기에게 직접 적용했을 때보다 외계의 물체에 적용했을 때 훨씬 강렬하게 보인다.

파란색이나 초록색은 어떻게 보면 평화로운 연상을 일으키지만 달리 보면 무시무시한 연상을 일으킬 수도 있다. 그러므로 색채가 나타내는 분위기는 다양한 것이 될 수도 있다.

ⓓ 색채의 역할

색채의 역할을 외적으로 판단할 때 미치는 색채의 영향과 미적효과에 관한 것으로 크게 나눠진다. 외적 판단요소로는 온도감, 무게, 크기, 거리 등의 판단에 미치는 색채의 영향 미적효과에 의한 판단 요소로는 색채에 대한 개인적 기호, 조화, 감정효과 등을 들 수 있다.

· 온도감의 색채

색채를 보았을 때 따뜻하거나 차갑게 느끼는 것은, 주로 색상과 관련된다. 따뜻하게 느껴지는 색상은 빨강 · 주황 · 노랑 · 자주색 등이고, 차갑게 느껴지는 색상은 녹색, 파랑, 남색이다.

· 무게의 판단과 색채

무게의 판단에 가장 영향을 주는 색의 속성은 명도이다. 밝은 색(명도가 높은 색)은 가볍게, 어두운 색(명도가 낮은 색)은 무겁게 느껴진다. 동시에 명도가 높은 색은 경쾌감을, 낮은 색은 중후감을 느끼게 된다.

• 크기의 판단과 색채

크기의 판단에서 색채의 효과는 무게의 판단만큼 명확하지는 않으나 역시 명도의 영향이 강하다고 할 수 있다. 대체로 같은 크기라도 밝은 색 쪽이 커 보이고 어두운 색 쪽이 작아 보인다.

• 거리 판단과 색채

2가지 색채가 있을 때 같은 거리에 있으면서도 서로 다른 거리에 있는 듯 보이는 경우가 있다. 밝기가 높은 색 또는 명도가 높은 색, 난색계에 속하는 색깔이 가깝게 보인다.

ⓔ 색채의 선호도

색채의 선호도에는 개인차가 크다. 조사 결과에 의하면 좋아하는 색상을 순위별로 보면 ① 파랑(blue) ② 빨강(red) ③ 녹색(green) ④ 보라(violet) ⑤ 귤색(orange) ⑥ 노랑(yellow)이다. 따라서 파랑계통・빨강계통의 색은 비교적 좋아하는 색인 경우가 많다. 또 나이에 따라서도 좋아하는 색에 차이가 있다. 의상, 메이크업, 가구구입 등 구체적 상황에서는 형태, 재질 등 다른 요소도 고려하는 가운데 좋은 색을 선택하는 경향이 있다.

ⓕ 색채의 조화

색채의 조화란 2가지 이상의 색채가 인접해 있을 경우 그 배열, 구성에 따라 보는 사람으로 하여금 유쾌한 감정을 느끼게 하는 것을 말한다. 색채의 조화는 배색하는 경우늘 고려해야 되므로 의상・디자인・실내장식 등 색채를 실제로 사용할 때 문제가 된다. 따라서 일상생활에서 개인의 관심, 경험, 훈련이 더해져 감에 따라 배색 감각도 좋아지게 된다.

㉡ 컬러 이미지 메이킹이란?

이미지 컨설턴트(Image Consultant)라는 직업이 있다. 이미지 컨설턴트의 역할을 간단히 표현하면 고객의 이미지를 교정해주는 것이라고 할 수 있다. 그래서 헤어스타일과 의상에서부터 걸음걸이와 표정까지, 어떤 사람의 인상을 결정짓는 여러 가지 요소들이 모두 이미지 컨설팅의 대상이 된다. 그런데 이미지 컨설턴트들이 중요시하는 부분 중의

하나가 "컬러"이다.

사람의 첫인상을 결정하는 머리모양이나 메이크업, 옷차림에서 컬러가 차지하는 비중이 무척 크기 때문이다. 컬러 이미지 메이킹은 우선 첫인상이 좋아야 한다. 처음 사람을 만났을 때 그 사람을 평가하는 데는 불과 7~15초 밖에 걸리지 않는다. 그만큼 순식간에 첫인상이 결정된다는 말이다. 결국 10초 안팎의 순간에 승부를 걸어야 한다는 말인데 이 짧은 시간 동안 시선을 잡아 끌 수 있는 것이 바로 컬러이다.

ⓒ 색채 이미지 커뮤니케이션

색채는 이미지 커뮤니케이션에서 가장 중요한 요소 중의 하나로 처음 만나는 사람의 이미지를 의상이 풍기는 "컬러 이미지"로 판단하는 경우가 많기 때문에 그만큼 중요하다. 왜냐하면 모든 Visual Image는 우선적으로 컬러로 연출되고 보여지기 때문이다.

색채는 자기표현과 느낌에 많은 영향을 미치는 의복을 따뜻하거나 차갑게, 쾌할하게, 음침하게, 세련되게 하거나 발랄하게 보일 수 있도록 한다. 또한 착시 현상을 일으켜 키를 더 크게 보이게 하거나 혹은 작게 보이게 할 수 있으며, 체형도 뚱뚱하게 혹은 날씬하게 보일 수 있게 하고, 외모의 특징을 강조 또는 보완할 수 있다.

특히 중요한 점은 사람과 잘 어울려야 하므로 대상자의 피부색, 체형, 업무와 역할 등이 다 고려되어야 한다.

또한 개인의 기호에 따라 색채의 평가가 다를 수 있기 때문에 대상자의 기호색과 기호색에 영향을 미치는 요인들, 즉 문화적 배경, 생활환경, 교육수준, 심미안, 개성 등에 대한 이해도 학습할 필요가 있다.

ⓐ 봄 사람의 특징

- 발랄하고 개성적이다. 리드가 많다.
- 갈색의 머리카락과 눈을 가지고 있다.
- 피부는 잡티가 생기기 쉽다.
- 모든 색에 노랑을 섞은 색으로 따뜻한 느낌을 주는 색상이 어울린다.
- 검정색, 흰색, 어두운색, 차가운 색, 즉 은색, 청회색, 청색 바탕색 등은 삼간다.
- 황금 주얼리가 가장 잘 어울린다. 노란빛의 크림색 구슬 종료도 무난하다.

ⓑ 여름 사람의 특징

- 고전적인 겸손함과 우아한 클래식한 느낌의 사람들이 많다.
- 바탕색이 청색으로 파스텔색이 가장 이미지와 어울린다.
- 검은 머리, 검은 눈빛을 가졌으며 부드러운 느낌이 특징이다.
- 검정색, 순백색, 어두운색, 금색, 녹슬 은색, 오렌지색, 노란색을 바탕으로 한 밤색은 삼간다.
- 은색 액세서리가 잘 어울린다(은, 백금, 핑크, 청색, 회색의 구슬 종류).

ⓒ 가을 사람의 특징

- 친근감을 느끼게 하는 사람들이다.
- 피부색이 부드러운 느낌이나 윤기가 없다.
- 피부를 그을리게 하고 거기에 맞는 화장을 하면 효과적이다.
- 순백색과 검정색은 초라해 보인다. 차가운 푸른톤, 와인톤도 피한다.
- 가을의 모든 색이 잘 어울리는 사람이다.
- 자연재료로 만든 액세서리가 무난하다.
- 남을 위해 봉사하는 사람들이 많다.

ⓓ 겨울 사람의 특징

- 강하고 맑은 인상을 준다.
- 개성적이며 섹시한 이미지가 많다.
- 주로 동양인과 흑인들에게 많다.
- 차가운 색 계열의 와인색의 염색이 어울린다.
- 주얼리는 다이아몬드가 가장 어울린다.
- 오렌지 계열의 누런 기가 있는 옷은 지루해 보인다.
- 선명한 기본색이 잘 어울린다.

ⓔ 컬러가 주는 이미지와 상징

Beige	・남녀 모두 가장 다양하게 입을 수 있는 색으로 슈트, 셔츠, 블라우스 등 어디에도 무난하다. ・슈트, 셔츠, 블라우스, 드레스, 재킷에 좋다. ・강한 느낌이 들지 않는 비즈니스 웨어로 적합하다. ・빨강, 진분홍, 연두 등 밝은 색으로 악센트를 준다. ・액세서리 구두용으로 좋은 색이다.
Pink	・깊이 있고 생동감 있는 색으로 여성의 옷에 주로 쓰이나 구두, 가방, 특히 서류가방에는 잘 쓰이지 않는다. ・남성들은 셔츠, 캐주얼로만 이용 가능하다. ・소녀적인 느낌이 난다. ・강한 레드와는 잘 어울리지 않는다.
Yellow	・젊고 생기 넘치는 색이나 연출하기에 어려운 색이다. ・비즈니스 웨어로 입으려면 감색, 회색과 좋은 매치. 구두, 핸드백용으로는 바람직하지 않다. 요즘은 개성파들에게 가끔씩 사용되기도 한다. ・남성의 비즈니스 웨어에는 넥타이를 제외하고는 금기의 색이다. ・순색 노랑은 의복에서는 아동복을 제외하고는 잘 사용하지 않는다.
Orange	・친숙함과 사교적인 분위기의 느낌 ・감색, 회색과 잘 어울리며 스포츠 웨어, 캐주얼에 주로 사용된다. 숙녀복에 가끔씩 사용한다. ・복숭아, 살구빛은 얼굴색을 환하게 하여 나이든 사람에게 잘 어울린다. ・명도가 높아 쾌활한 이미지를 연출한다. ・어두운 피부의 사람들에게 잘 어울린다.
Blue	・청색은 강한 힘과 권위를 상징하므로 여자보다는 남자에게 더 선명한 선을 주며, 젊고 화려한 인상을 준다. ・피부가 검은 사람은 피하는 것이 좋다. ・슈트, 스커트, 재킷으로 적합하며, 강한 인상을 주고 싶을 때는 감색에 흰색, 회색의 가는 줄무늬가 좋다. ・흰색, 빨강의 악센트가 효과적이다. ・액세서리에는 검정과 함께 쓰지 않는다면 구두, 핸드백으로 무난하다. ・명도가 낮아 다른 색과의 배색이 쉽다.
Wine	・품위, 교양을 상징하여 여성에게 품위 있는 비즈니스 웨어로 적합하며 회색과 매치하면 좋다. ・슈트, 스커트, 재킷, 바지에 적합하며 분홍・회색계열의 악센트가 효과적이다. ・액세서리 – 구두, 서류가방으로 좋다. ・남성복으로는 부적합, 포도주색 타이와 회색, 감색 양복을 매치한다.

Gray	· 성공한 비즈니스맨을 상징하며, 안정감과 신뢰감을 주는 색이다. · 흰색, 검정, 빨강, 분홍, 파랑으로 악센트를 준다. · 명도차를 적당히 주면 모든 색과 자연스러운 배색이 된다. · 슈트, 셔츠, 블라우스, 재킷 등에 적합하다. · 줄무늬는 중압감을 주므로 조심해서 선택한다.
Brown	· 차분함, 부드러움, 우아함을 상징하거나 잘못 입으면 지저분해 보인다. · 슈트, 재킷, 스커트에 실용적으로 적합하다. · 검은 머리에는 진한 갈색이 어울린다. · 밝은 색의 악센트가 필요하다. · 액세서리 – 구두나 서류가방에 좋다.
Green	· 여유와 안정감을 주는 색 · 파스텔 그린은 질 좋은 천일 때 재킷, 블라우스도 적합하다. · 올리브나 카키는 다른 밝은 색, 특히 빨강색과 잘 어울린다. · 상쾌한 느낌을 주며, 피부가 검은 사람에게는 잘 어울리지 않는다.
Black	· 죽음, 운명, 엄숙, 겨울을 상징 : 검정은 개성적이고 기품 있고 섹시하다. · 사람을 날씬하게 보이게 하며, 강한 인상을 준다. · 정장, 스커트, 재킷에 적합하다. 재질에 따라 화려함을 주기도 한다. · 얼굴 가까이 다른 밝은 색이 오도록 하면 누구에게나 어울린다. · 사계절 입을 수 있다. · 감색과는 입지 않는 것이 좋다. · 액세서리 : 구두, 벨트, 핸드백에 좋다.
Red	· 양면성이 있는 칼라로 여성에게 거의 독점적으로 컬러이다. · 젊은 느낌을 주며 강하다. · 슈트, 드레스, 재킷에 좋으나 너무 강렬한 인상을 주므로 주의해야 한다. · 순색 레드는 체격이 큰 사람한테는 어울리지 않는다. · 보랏빛 레드는 부드러운 느낌을 주어 일상적인 의복에서 잘 어울린다.
Purple	· 신비함을 주는 색이다. 여성의 비즈니스 슈트, 드레스, 블라우스에는 잘 쓰이지 않으나, 요즘 와서는 가끔씩 사용되고 있다. · 라일락, 라벤더 같은 파스텔 색조는 바탕무늬로 다른 옷과 조화를 이루기 쉽다.

㉣ 매력있는 컬러 연출

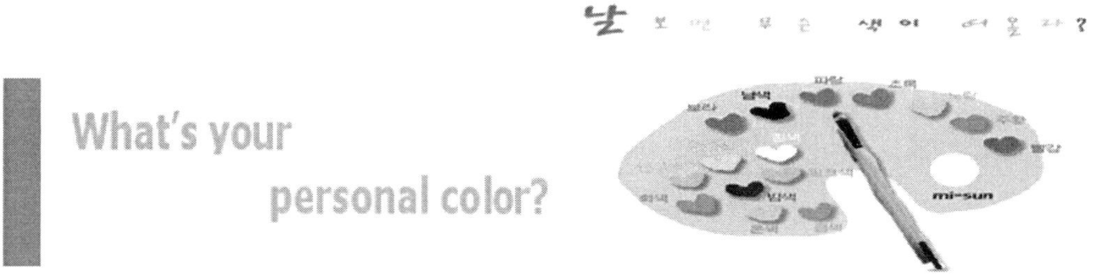

personal color라는 말은 컬러리스트라는 직업과 같은 미국에서 개발되었다. 8종류의 타입으로 나뉘어진 천을 얼굴에 대고 그 사람의 〈피부의 색〉〈눈동자의 색〉〈머리카락의 색〉을 체크하여 따뜻한 느낌은 여름, 차가운 느낌은 겨울로 나누어 구분하는 것으로 머리카락이 거의 비슷한 검은색인 동양인보다 서양인에게 더 적합한 컬러 진단 방법이다. 사람은 개개인마다 타고난 고유색을 가지고 있다. 신체색상 역시 따뜻한 색과 차가운 색으로 구분되어 있다. 따뜻한 피부색은 기본적으로 노란 빛을 지니며 차가운 피부색은 희고 붉으며 푸른 빛을 가지고 있다.

신체색상은 피부색소로 이루어지는데, 즉 멜라닌(갈색), 헤모글로빈(붉은색), 카로틴(노란색)의 분포에 따라 기본적으로 봄, 여름, 가을, 겨울의 4가지 타입으로 구분한다.

하지만 대부분 비슷한 모발색을 가지고 있다고 해도 각각 차이가 있으며 사람들에게는 각각 어울리는 색이 분명히 존재한다.

personal color는 자신의 얼굴색과 얼굴형을 보완해 주며 젊고 건강하게 보이게 한다. 또한 무절제한 충동구매를 자제할 수 있으며, 차별화된 자신만의 이미지를 통해 설득력 있는 중요한 메시지로 시각적 이미지를 활용하므로 성공적인 이미지를 연출할 수 있는 키워드가 된다.

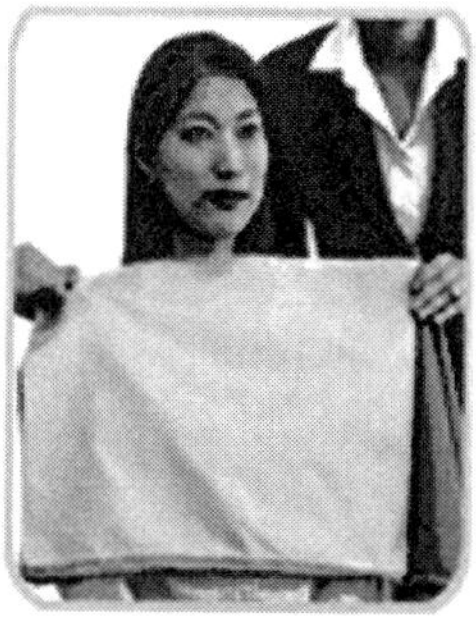
어울리는 칼라 (O)

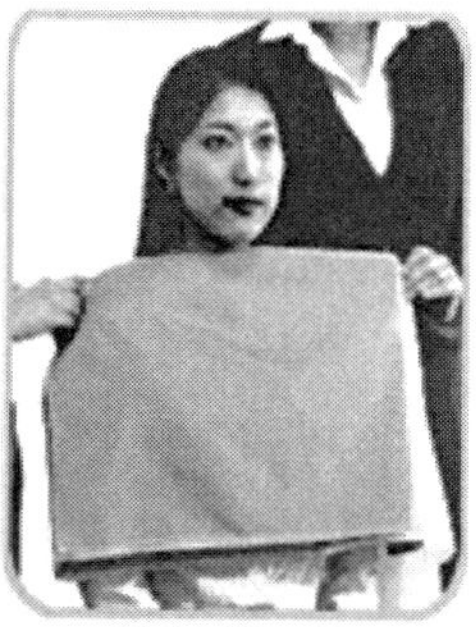
어울리지 않는 칼라 (X)

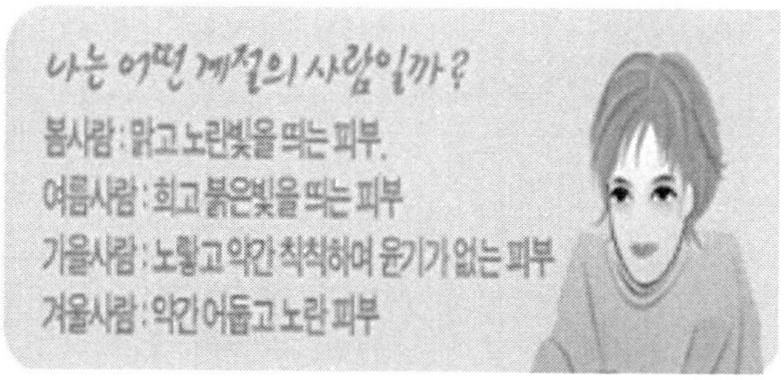

· 색의 이해

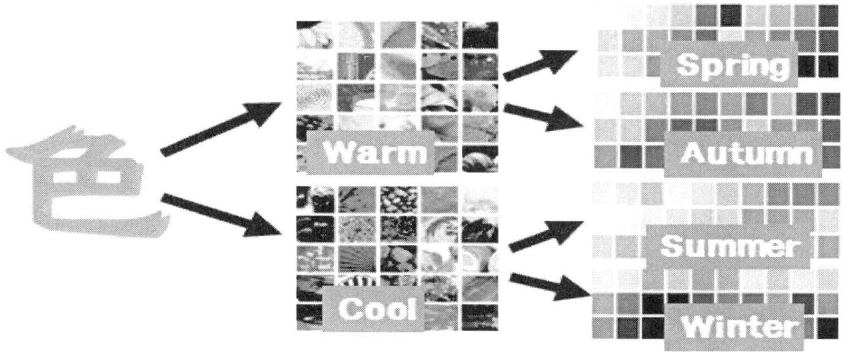

ⓐ Warm과 cool 컬러

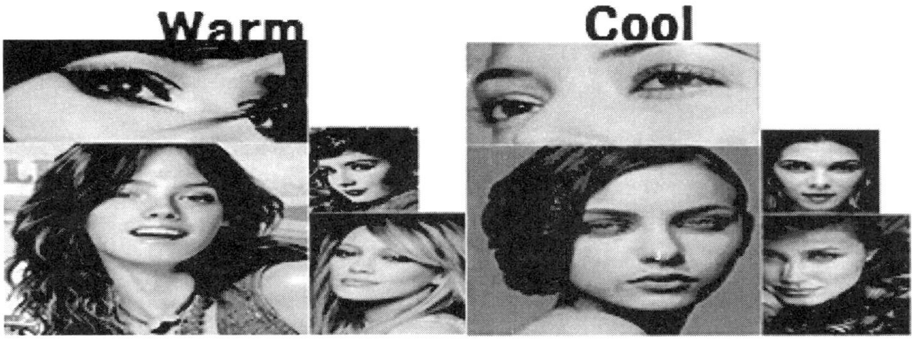

· 노란색을 기본 바탕으로 함	· 푸른색을 기본 바탕으로 함
· 풍요롭고 생동감 있는 분위기	· 모던하고 깨끗한 이미지
· 봄과 가을에 해당	· 여름과 겨울에 해당

ⓑ Warm Tone

· 피부색

노르스름한 피부에 붉은빛 또는 갈색빛이 돌고 햇빛에 잘 타는 피부

· 머리카락색

짙은 갈색, 황갈색

· 어울리는 색상

기본 색상에 노란색이 가미된 색상. 노란색이 섞인 파스텔톤

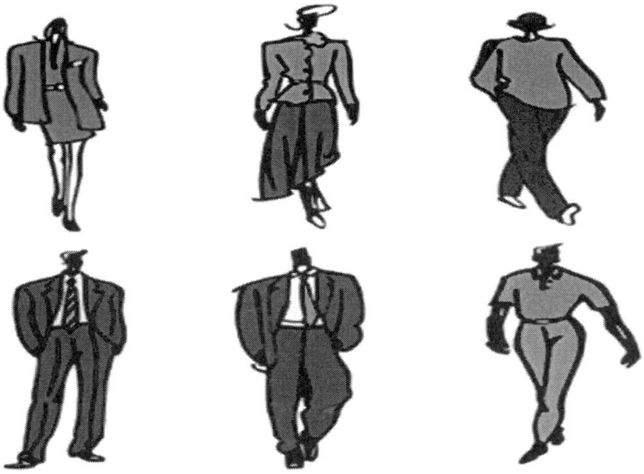

ⓒ Cool Tone

· 피부색

노르스름, 붉은, 갈색 피부에 흰빛 또는 푸른빛이 감도는 피부. 붉고 흰 피부가 많으며 햇볕에 잘 타지 않고 붉어짐

· 머리카락색

푸른빛이 감도는 짙은 갈색, 검정색

· 어울리는 색상

기본 색상에 파란색이 가미된 색상. 파란색이 섞인 파스텔톤

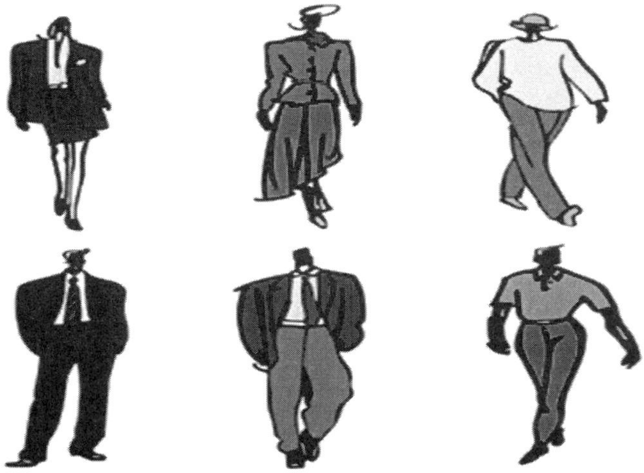

ⓓ 4계절 컬러

Spring	• 밝고 화사함, 생명력과 에너지 • Color – 맑고 선명한 톤. 원색을 엷게 한 밝은 칼라(옐로우 베이스) • Image – 생동감이 넘치는 귀여운 이미지. 젊고 따뜻하고 투명한 이미지 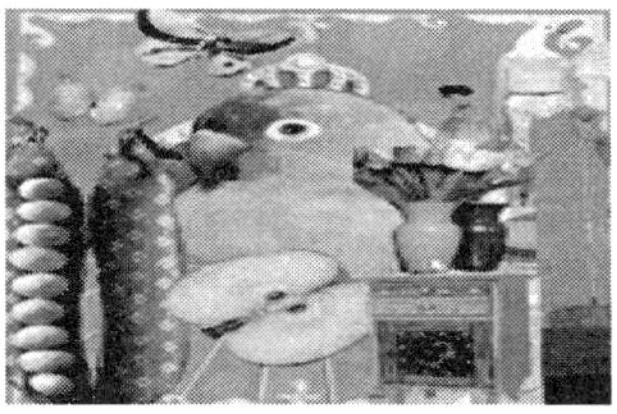 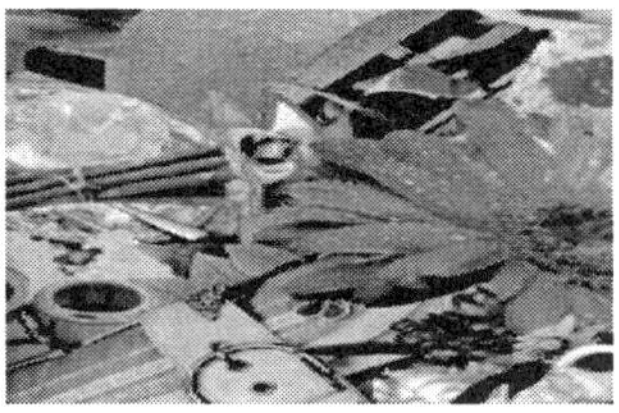
Summer	• 여성스럽고 부드러움 • Color – 소프트한 톤. 원색에 흰색을 혼합한 파스텔톤(블루 베이스) • Image – 엘레강스한 이미지. 청초하고, 신선한 차가운 이미지 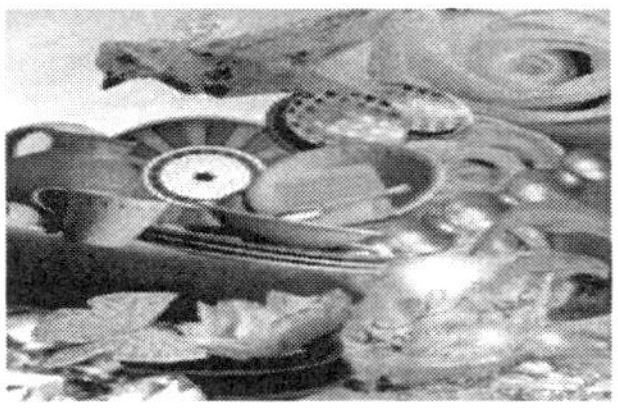 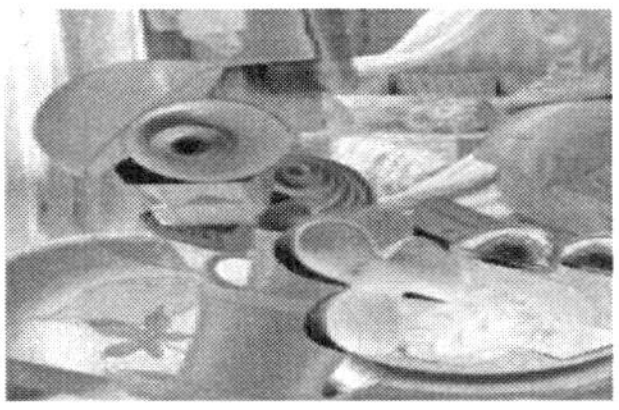
Autumn	• 깊고 풍성한 느낌 • Color – 짙은 톤. 원색에 회색을 혼합한 칼라(옐로우 베이스) • Image – 풍요롭고 어덜트한 이미지. 자연스럽고 차분한 이미지 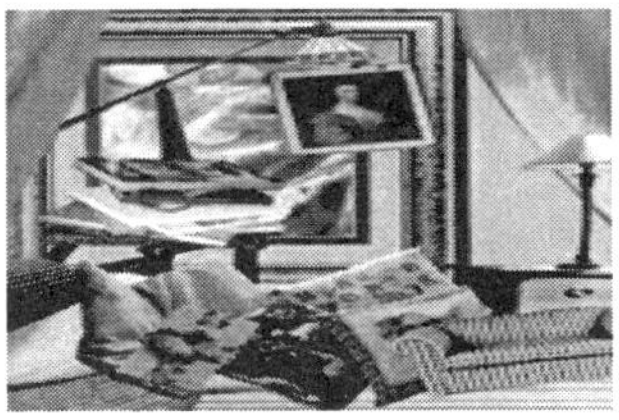 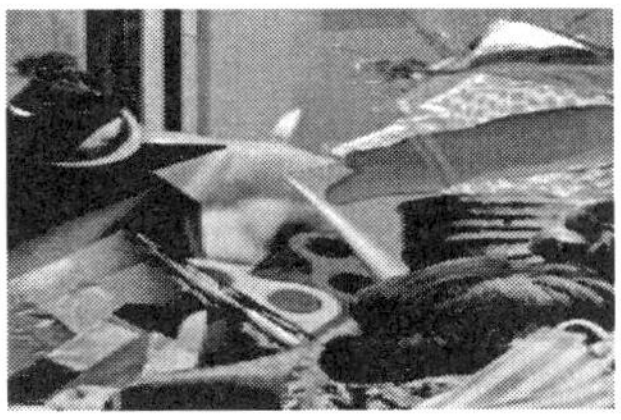
Winter	• 선명하고 화려한 느낌 • Color – 선명한 톤. 블루를 기본으로 한 선명한 원색(블루 베이스) • Image – 파워풀하며 모던한 이미지. 차갑고 도시적인 이미지 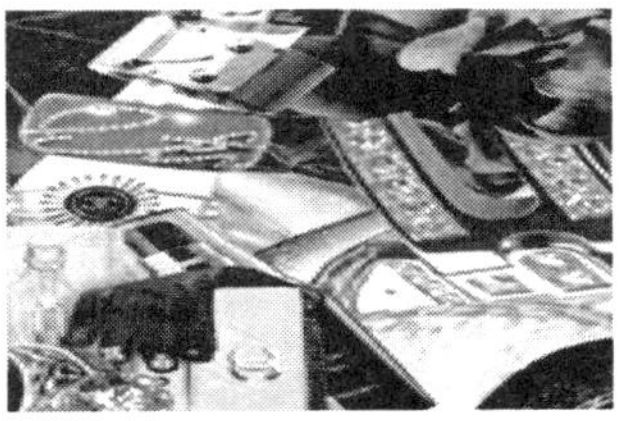 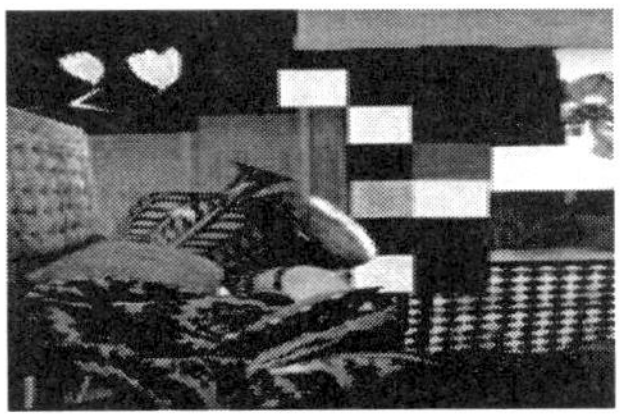

이미지 메이킹 십계명

1. 자신의 시간을 낭비하지 말라. (Thou shall not kill time.)
2. 자신에게 진실하자. (Thou shall be true to thyself.)
3. 자신을 사랑하자. (Thou shall love thyself.)
4. 비전(vision)을 가져라. (Thou shall have vision.)
5. 옷을 사기 전에 계획을 세워라. (Thou shall plan before shopping for clothes.)
6. 상사, 동료, 부하를 존경하라. (Thou shall honor thy superiors, peers, and subordinates.)
7. 생각하기 전에 말하지 말라. (Thou shall not speak before thou think (shall edit yourself))
8. 주의 깊게 들어라. (Thou shall listen attentively.)
9. 생각하기 전에 말하지 말라. (Thou shall not speak before thou think (shall edit yourself))
10. 자신의 이미지를 항상 생각하고 성스럽게 지켜라. (Remember thy image and keep it holy)

2. 병원 코디네이터의 업무

1) 병원 코디네이터의 종류

(1) 리셉션 코디네이터(Reception Coordinator)

리셉션(reception)의 사전적 의미 : 응접, 접대, 환영

리셉셔니스트(receptionist) : 응대자, 환영자 라는 뜻으로 고객의 응대나 환영뿐만 아니라리셥션 데스크를 중심으로 해서 대기실의 분위기를 포함한 리셉션에 관계된 모든 것을 총괄적으로 관리한다.

환자가 대하는 병원의 첫 이미지에 중요한 사람으로 단정하고 깨끗한 용모 및 바른 자세의 본인의 이미지뿐만 아니라, 환자가 기다리는 공간의 리셉션이나 대기실의 청결하고 편안한 분위기를 조성한다. 초진 환자의 내원 시 인적사항 기록(환자의 기본 정보 파악) 및 접수를 담당하며, 진료 예약 업무, 전화 응대와 기본적인 병원 진료에 대한 전화 상

담, 진료비 수납, 병원 환경 조성 등의 업무를 담당한다.

① 초진 환자 내원 시

㉠ 인적 사항 기록 작성 안내(성명, 주민등록번호, 주소, 연락처 등)

㉡ 상담 또는 진료 받고자 하는 과나 질환에 대한 파악

㉢ 상담 코디네이터의 연결 전 담당과별 설문지 작성 안내(우리 병원 내원 동기, 관심 진료 등)

㉣ 차나 음료의 접대 등

② 진료 예약 관리

진료 가능한 날짜와 시간 두 가지 중 환자가 가능한 날짜로 정한다.

③ 전화 업무 및 전화 상담

㉠ 진료 궁금증 문의 및 각종 진료 프로그램에 대한 안내

㉡ 병원 위치 안내, 예약 정정 등

㉢ 잦은 문의에 대한 표준 상담 안

④ 진료비 수납

㉠ 당일 진료비에 수납 및 일일 수입, 지출 일계표 작성

㉡ 매월 정산표 작성

㉢ 미수금 관리

⑤ 보험 청구

⑥ 고객 만족도 조사

설문 조사

리셉션의 고객 응대

① 안녕하십니까?
② 무엇을 도와드릴까요?
③ 저희 병원 처음이십니까?
④ 건강보험증을 가지고 오셨습니까?
⑤ 감사합니다.
⑥ 잠시만 기다려 주시겠습니까?

리셉션의 3S

- Smile : 건강하고 아름다운 미소, 명랑한 음성으로 서비스의 자세를 갖춘다.
- Service : 고객의 입장을 충분히 이해하고 봉사와 감사의 마음을 표현한다.
- Speed : 신속한 일 처리로 하여금 고객의 욕구를 만족시킨다.

프로페셔널(PROFESSIONAL)이란?

- 자기 분야에 관한 전문가이다.
- 자신의 일에 자부심을 갖는다.
- 항상 앞을 내다본다.
- 일에 변덕을 부리지 않는다.
- 목표 중심으로 일을 한다.
- 자신의 성과에 대해 책임을 진다.
- 성과에 의해 보수가 결정된다.
- 실수에 대해 변명하지 않는다.
- 능력 향상을 위해 항상 노력한다.

마케팅 코디네이터(Marketing Coordinator)

의료계 시장 조사와 고객 분석을 통한 병원 외, 내부 홍보 마케팅 기획

이미지 코디네이터(Image Coordinator)

병원 외, 내부 이미지 관리, 고객 및 병원의 전반적인 이미지 컨설팅

텔레마케팅 코디네이터(Tele Marketing Coordinator)

전화를 통한 지속적인 고객 관리, 치료 효과 측정 및 개선 전략 도출, 고객 예약 관리

통역 코디네이터(Interpretation Coordinator)

외국인 환자 내원에 따른 치료의 전반적 조망, 의료진과 고객간의 원활한 의사소통 유도

병원 매니져

병원 코디네이터들을 관리하고 실장을 보조하는 병원 중간 관리자,
병원 내에서의 서비스질의 총괄적인 향상 업무

병원 실장

각 병원의 실질적인 경영자
전문적인 활동을 수행하는 경영 파트너 개념으로
병원 전체적인 조직, 인사, 마케팅, 교육, 홍보 등의 역할을 수행

(2) 서비스 코디네이터(Service Coordinator)

진료 이외의 모든 업무와 서비스를 포함한 병원 전반의 업무를 관리, 서비스 마인드 교육 담당 또는 마케팅과 홍보를 담당하기도 한다. 환자와의 원활한 관계 형성을 유도하고 정규적인 직원의 서비스 마인드 고양을 위한 서비스 친절 교육 실시, 병원서비스 향상 업무, 서비스 평가

① 직원 서비스 마인드 교육
② 서비스 모니터링
③ 병원 게시판, 홍보물 관리
④ 병원 마케팅과 행정 업무
⑤ 병원서비스 품질 관리

(3) 진료 상담 코디네이터(Treatment and Counsellor Coordinator)

진료실 헤드이자 진료실의 조종자 역할로 진료실내의 환경과 분위기 관리, 고객 상태

를 이해하고, 치료 계획의 수립 및 의사와 진료팀 간의 원활한 치료 중재한다. 또한 진료 전, 후 상담 과정에 대한 전체적 조망, 고객에 대한 전반적 상담과 치료 결정 유도한다.

① 신규 환자에 대한 초진 상담

㉠ 환자에 대한 인적 사항 및 데이터 사항 파악

㉡ 병력 기록, 타 병원에서의 진료 경험 유무

㉢ 진료 계획 수립

㉣ 진료 후 주의사항 및 차기 예약

㉤ 진료비 상담

〈진료비 설명 접근 방법〉

- 환자 상태에 대한 진료 당위성 설명 및 환자 욕구 유발
- 지불할 치료비에 대한 가치
- 치료 혜택과 타 병원과의 차별성 강조
- 치료비 결제 능력 및 결제 방법

〈진료비 할인〉

- 각 병원 자체 기준으로 상담 코디네이터의 재량으로 해당별 할인 혜택이 있다.
- 상담 실장의 권한으로 진료비의 5~10% 할인 가능
- 병원 자체 할인율이 있기는 하나, 대략적으로 직원 할인 50%, 직계 30%, 친·인척 20%, 소개 10%

② 진료 팀 교육 훈련 및 관리

③ VIP 환자 관리

④ 진료 프로그램 상의

⑤ 재진 환자의 진료 후 상태 확인 및 환자 관리

⑥ 진료 프로그램에 대한 환자의 반응도 파악

(4) 재무 기획 코디네이터(Finance and Planning Coordinator)

병원의 문제점을 파악하고, 발전적인 병원 문화 확립을 위한 연간 사업 계획 수립과 실행 및 관리, 담당 병원의 재무관리, 세무 관리, 보험의 관리까지 포괄적으로 담당한다.

환자들이 말하는 '긍정적인' 기억

- 대기실의 커피가 향이 참 좋네요. (병원 냄새가 안 나서 좋아요.)
- 직원들 가운이 특이하고 예쁘네요.
- 원장님이 자상하시네요. 목소리도 따뜻하시구요. 멋지세요.
- 대기실에 앉아있었더니 캐리커쳐를 그려주네요. 친구와 좋은 기념이 될 것 같아요.
- 진료 때 손을 꼭 잡아줘서 너무 고마웠어요.
- 여기는 화장실이 호텔처럼 깨끗하고 청결하네요.
- 직원들이 참 친절해서 자꾸 오고 싶어져요.
- 여기는 복잡한 지역이지만, 주차를 대신해 주시니까 안심이지요.
- 제가 좋아하는 위성채널을 볼 수 있어서 좋아요. 인터넷을 무료로 사용하게 해주니까 대기시간 동안에 이메일 확인도 할 수 있구요.
- 대기시간에 안마 의자에 앉아 안마를 받으니 지루한지 모르겠어요.

2) 병원 코디네이터의 업무 사항

(1) 코디네이터 업무 일지

예) 리셉션 코디네이터 업무 일지

	실시사항(진행사항)	예 정 사 항
사항	▶ 주업무 고객 관리(실전) ・환자 스케줄 관리 ・내원환자 접수 ・진료비 수납 ・혈압, 체성분 check ・전화받기 ▶ 고유업무 ・환자 접수, 수납 ・챠트 관리 ・환자 안내 ・예약 스케줄 보고 ・스테이션 청소, 정리정돈 1. 매일 ・스테이션 청소, 정리정돈(현관) ・원장님실 청소 (수건 갈기) ・음악 틀어놓기 ・스텝실 정리정돈 ・커피 내리기 ・허브차 만들기 ・신발 정리하기 ・당일 진료 차트 찾기 ・당일 예약시간 문자로 알려주기 ・일일 스케줄 보고하기 ・환자 접수하기 ・혈압, 체성분 체크하기 ・환자 점심 챙기기 ・스케줄 관리하기 ・일계표 작성하기 ・수입금 원무과로 넘기기 ・컴퓨터 키고 끄기 ・가습기, 광고판 키고 끄기 ・전원점검 ・상담전화 교통정리 ・외부전화 메모 ・검사대장 (의뢰일별 정리) – 확인	2. 상황에 따른 실시사항 ・쓰레기 버리기 & 박스 버리기 ・세탁물 관리 ・수술시 원장님 점심 챙기기 ・물품 청구하기 ・워드 작성 ・정수기 물통 갈아주기 ・신환 챠트 만들기 ・혈액샘플 검사실에 전해주기 ・적출물 서류관리 ・매주, 매달 실적통계 ・고객 불만 사항 및 애로사항 수립 보고 ・컴플레인 상황 – 원무과 연락

예) 비만 진료 상담 코디네이터 업무 일지

	실시사항(진행사항)	설 명
사 항	▶ 주업무(관리실 내에서 진행) 고객 관리(실전) · 비만관리 · ○○○관리 · ○○○관리 · 고객유지관리 · 기존환자 ① 예약고객 확인 문자 & 전화 ② 비만고객 불편사항 확인 ③ 당일 시술 또는 관리 설명 ④차기 프로그램 안내(유지요법) · 신환 ① 관리프로그램 설명 ② 설문지 작성, 식사일기 지도 ③ 예약고객 확인 문자 & 전화 ④ 당일 시술 또는 관리 설명 ⑤ 차기 프로그램 안내 ▶ 고유 업무 · 업무실적 분석, 평가, 대책 · 고객 만족도 설문관리 · 기계, 장비유지, 보수관리 (A/S) · 물품청구, 재고파악, 유효기간등 관리 · 위생, 인테리어관련 · 무드 & 향기 & 뮤직관련 · 직원사기유지, 업무 효율화 · 가격정책, 결정을 위한 건의 · 마케팅 기획 · 주변병원 분위기 파악 · 인터넷 홈피 · 설문지 · 문제 환자 관리 · 인기 없는 프로그램, 비현실적 가격 관리 1. 매일 1-1 당일 환자 챠트 review 1-2 고객비만관리 · 탈의, 관리 안내 · 포토 · 식사일기, 행동사항 안내 · 챠트 작성 원장님실 넣기 · 관리기구 유무확인 · 차기 스케줄 또는 프로그램 예약 및	· 시술후 포토 · 스케줄 확인 1-3 고객관리 · 예약전날 전화 또는 문자 확인 · 관리후 3일째 전화 또는 문자 · 상담고객 관리 · 당일고객 관리 · 내원고객 관리 1-4 관리준비 · 관리 유무 확인 · 기구, 제품, 용품 셋팅 확인 1-5 청소 · 베드시트 청결 확인(전, 후 유지) · 의료기구 청결 및 유무확인 · 병원내 인테리어(소품관리) · 바닥청소 및 쓰레기통 2. 주 1회 · 시약 냉장고 청소 3. 한 달 1회 · 환풍기 청소 · 에어클리어 청소 · 실내화 및 카페트 청결 유지 빨기

예) 비만 진료 코디네이터의 업무 일지

사항

실시사항(진행사항)

▶ 주업무(처치실 내에서 진행)

1) ○○○시술 assist
2) ○○○ suction assist
3) ○○○ 교정 시술 assist
4) Botox assist
5) body 메조 테라피 assist
6) 태반시술 assist
7) 각 처치 및 Dressing

1. 일일업무

1) 바닥청소 및 각장 걸레청소
2) 적출물 분리수거 및 쓰레기 수거
3) OR에서 소독돌리기 및소독물품챙겨오기
4) Dressing car 정리
5) 주사실장 물품 정리정돈 및 비치
6) 사용된 글러브 수거해서 널기
7) 당일 예약환자 챠트 review
8) ○○○ 시술 준비
9) ○○○ 수액 데우기
10) 소독포 챙기기
11) 원장님 수건 챙기기
12) 초음파 젤리 채워넣기
13) T팬티 및 세탁물 챙기기
14) 진료실 I 레이져 및 초음파 셋팅
15) 진료실 I 전기장판, 난방 확인(겨울)
16) 진료실 I 수시 정리정돈 확인

▶ 시술 전 준비사항

① ○○○시행시

- B.P check
- 체성분 검사 (주 1회)
- photo 확인 및 촬영 (1회 시술전, 3회 시술전, last 전)
- 비만관리실 안내(환자상태파악 및 sono 관리)
- ○○○ 시술 복장상태확인
- ○○○ 준비 유,무 보고확인(원장님)
- ○○○시술기구 셋팅(G.M주사후)
- ○○○시술 부위 소독후 원장님께 보고
- ○○○시술후 환자모시고 레이져실 안내(주입용액 카운트, ○○○전용신발, 복장 잘 착용후 안내)
- ○○○레이져 셋팅 후(30분정도) 시술실 정리정돈 철저 (시간여유 있을시 더 늘려서 해줄것)
- sono(10분정도)시행
  - (시행시 ○○○후) 주의사항, 식이, 운동요법 꼭 설명하기

17) 접수 식사할 때 교대하기
18) 수술실 장 내 물품 재고파악

2. 주1회 해야 할 일

1) 알콜솜 만들기
2) Boric 만들기
3) 물품 청구 및 정리 재고파악
4) E-O gas 수거 및 소독
5) 기구 전체 소독
6) Gloves 만들기(재생)
7) 냉장고 정리주(주사제 등등 확인)
8) 적축물 수거(2주에 1회 수거)

3. 상황에 따른 실시 사항

1) 세탁물 돌리기 및 세탁물 수거정리 정돈
2) 처치실 각 시술 준비 및 정리정돈
3) 관리소홀한 고객 전화드리기
4) 시장조사 및 임상상태 파악
5) 검사실 신환 lab 챙기기 및 채혈
6) 기타 전화 상담
7) 진료실 II 수시점검 정리정돈
8) ○○○후 고주파 시행
9) 현관 실내화 수시로 정리정돈
10) 린넨실 수시정리정돈(Box,쓰레기봉투 버리기)
11) 접수실 유지확인
12) 고객 불편사항 점검

예) 일주일 주간 업무일지

<table>
<tr><td colspan="7" align="center">– 주 간 업 무 일 지 –

부서 :   담당자 :   월 일 ~ 월 일</td></tr>
<tr><td>업 무</td><td>일</td><td>일</td><td>일</td><td>일</td><td>일</td><td>일</td></tr>
<tr><td>1. 업무실적 분석, 평가, 대책</td><td></td><td></td><td></td><td></td><td></td><td></td></tr>
<tr><td>2. 고객 만족도 설문관리</td><td></td><td></td><td></td><td></td><td></td><td></td></tr>
<tr><td>3. 기계, 장비유지, 보수관리 (A/S) 확인</td><td></td><td></td><td></td><td></td><td></td><td></td></tr>
<tr><td>4. 문제 환자 관리</td><td></td><td></td><td></td><td></td><td></td><td></td></tr>
<tr><td>5. 예약전날 전화 또는 문자 확인</td><td></td><td></td><td></td><td></td><td></td><td></td></tr>
<tr><td>6. 관리후 3일째 전화 또는 문자</td><td></td><td></td><td></td><td></td><td></td><td></td></tr>
<tr><td>7. 기구, 제품, 용품 셋팅 확인
(각 부서별)</td><td></td><td></td><td></td><td></td><td></td><td></td></tr>
<tr><td>8. 베드시트 청결, 유지 확인
(전, 후 유지)</td><td></td><td></td><td></td><td></td><td></td><td></td></tr>
<tr><td>9. 의료기구 청결 및 유무확인</td><td></td><td></td><td></td><td></td><td></td><td></td></tr>
<tr><td>10. 실내 인테리어 (소품관리)</td><td></td><td></td><td></td><td></td><td></td><td></td></tr>
<tr><td></td><td></td><td></td><td></td><td></td><td></td><td></td></tr>
<tr><td></td><td></td><td></td><td></td><td></td><td></td><td></td></tr>
<tr><td></td><td></td><td></td><td></td><td></td><td></td><td></td></tr>
<tr><td></td><td></td><td></td><td></td><td></td><td></td><td></td></tr>
<tr><td></td><td></td><td></td><td></td><td></td><td></td><td></td></tr>
<tr><td></td><td></td><td></td><td></td><td></td><td></td><td></td></tr>
</table>

(2) 코디네이터의 업무 일지 작성

	실시사항(진행사항)	
사항	▶ 주업무 1) 2) 3) 4) 5) 6) 7) 1. 일일업무 1) 2) 3) 4) 5) 6) 7) 8) 9) 10) 11) 12) 13) 14) 15) 16) ▶ 시술 전 준비사항 ① ② ③	2. 주1회 해야 할 일 1) 2) 3) 4) 5) 6) 7) 8) 3. 상황에 따른 실시 사항 1) 2) 3) 4) 5) 6) 7) 8) 9) 10) 11) 12)

3) 보도 기사

(1) "진료만큼 중요한 환자 관리"

개원의들의 많은 고민 중 하나가 환자 관리에 관한 것이 아닐까 싶다. 건물 하나 건너 치과, 아니 한 건물 내에 두 개의 치과까지도 보편화 되고 있는 요즘 환자 관리의 중요성이 크게 부각되고 있다. 치과 간의 경쟁이 심화되고 있는 현 상황 속에서 치과에 들어선 환자의 발길을 떠나지 않도록 하는 일은 환자를 처음 방문하게 하는 것만큼, 아니 어찌 보면 그보다 더 중요한 일이라 하지 않을 수 없다.

첫 방문, 그 후가 중요하다.

환자 관리에 있어 가장 중요한 시점은 환자의 첫 번째 방문 직후라 해도 과언이 아니다. 특히 요즘 들어 기승을 부리는 소위 '의료 쇼핑'을 즐기는 환자들에 있어서는 더욱 그렇다. 통증이 심해 급하게 찾아오거나, 주변인의 소개를 통해 방문한 환자를 제외하고는 첫 방문 후 '이 치과에서 치료를 받을 것인가'를 결정하게 되기 때문.

이는 사실 환자 입장에서는 보면 당연한 일이다. 치료 받을 치과를 결정하는 일은 단순히 싸고 비싼 치료비용 문제에서 끝나는 것이 아니라, 자신의 신체・건강과 관련된 중요한 문제이므로 당연히 몇 번이고 고민하며 마음에 드는 치과를 선택하게 되는 것이다.

소개를 통한 것인지, 직접 몇 군데 치과를 방문하여 비교한 것인지 치과 선택의 과정에 따른 차이는 있겠지만 결국 환자는 많은 고민 끝에 자신의 마음에 드는 무언가를 가진 치과를 선택하기 마련이다.

그러므로 처음 방문하여 상담을 마치고 돌아간 환자의 사후 관리는 매우 중요하다. 상담만 받고 돌아간 환자에게 어떠한 관리가 있어야 하나 의문이 들 수도 있지만, 상담을 통해 습득한 그 환자의 특성을 토대로 그에 적절한 사후관리가 따라주어야 한다. 이것이 바로 '상담'을 '상담'에 그치지 않도록 하는 좋은 방법 중 하나다.

(2) "첫 방문 후 관리도 매뉴얼화"

그렇다면 개원가에서 이러한 관리는 실질적으로 어떻게 진행시키고 있을까? 지난 달 ISO9001인증을 획득하기도 해 화제가 되고 있는 부천 모아치과에서는 첫 방문 후 관리에 대한 부분도 매뉴얼화시켰다.

전체적인 치료에 대해 결정을 내린 환자와 전체 치료 결정은 아직 내리지 않았으나 간단한 치료 먼저 시작한 환자, 그리고 상담을 받고 추후 예약에 대해 의사를 밝혔으나 정확한 예약을 하지 않은 환자, 상담만 마치고 돌아간 환자 등 총 4등급으로 환자를 자체적으로 분류하는 것이 첫 단계. 이 분류 내용에 따라 내원한 날 저녁 혹은 그 다음 날에 휴대폰으로 문자 메시지를 발송한다.

물론 각기 다른 내용의 문자 메시지다. 예를 들어 내원 첫 날 전체적인 치료를 결정한 환자에게는 "저희 부천 모아치과를 찾아주셔서 감사합니다. 정성껏 치료해드리겠습니다" 라고 보낸다면 상담을 받고 추후 예약에 대한 의사를 밝혔으나 예약은 하지 않은 환자에게는 "구강검진 받으셨던 부천 모아치과입니다. 편한 시간에 전화주시면 예약해 드리겠습니다"라고 보내는 식이다.

과하면 부족함만 못하다.

물론 문자메시지로 그치지는 않는다. 치료할 의향을 보였던 환자들을 대상으로는 1주일 정도 후에 상담 내용에 따라 적절한 방법과 내용으로 전화통화를 시도한다. 경제적 문제로 인해 가족과 상의하겠다고 했을 경우에는 상의 결과를 묻고, 특정 시기를 말하며 그 때쯤 치료를 하겠다고 말하는 환자는 그 시기를 메모해 두었다가 그 때 다시 연락해 주는 방법을 택한다.

학생이 혼자 방문하여 상담을 받았을 경우에는 부모님과의 통화를 시도하여 정확한 치료계획 등을 전달하는 것이 좋다. 자칫 치료 비용에 대해서만 전해 듣고 오해하는 경우가 발생할 수 있기 때문이다. 부천 모아치과는 이렇게 학생 혼자 방문하여 상담을 받았을 경우 치료에 관련된 세부적인 내용을 가정통신양식으로 만들어 상담을 마치고 돌아가는 학생에게 전달하여 부모님이 확인할 수 있도록 하고 있다.

하지만 이러한 첫 방문 후 환자 관리에 있어서도 지켜야 할 원칙이 있다. 과유불급(過猶不及). '과한 것은 부족함보다 못하다'는 이 말은 환자 관리에 있어서도 적용되는 말이다. 첫 방문 후 앞에서 언급한 적정선 내에서의 관리는 분명 치과의 이미지를 제고하는데 도움이 될 수 있다. 하지만 환자 나름의 기준에 따라 해당 치과에서 치료 받지 않겠다고 이미 결심한 경우에는 오히려 환자에게 폐가 되거나, 치과 이미지를 실추시킬 수 있음을 명심해야 한다.

(3) '마니아를 양성하라'

처음 방문한 환자에 대한 관리만큼 중요한 것이 이른바 충성고객에 대한 관리다. 이미 해당 치과에서 치료를 마쳤거나 치료중이며 치료 결과에 만족할 뿐만 아니라, 주변 사람들에게도 적극적으로 자신이 다닌 치과를 홍보해주는 그들이야말로 치과 경영에 있어서 최고의 수훈갑이다. 이런 이유로 최근에는 이러한 충성고객만을 위한 다양한 서비스로 환자 관리에 나서는 치과들이 증가하고 있다.

강남 사람사랑치과에서는 환자 관리를 각 팀별로 나누어 맡고 있다. 환자의 연령, 치료, 성향 등에 맞추어 문자메시지나, 이메일 등을 활용하고 있으며 지난 연말에는 이러한 내용에 따라 환자들의 특성에 맞추어 선물을 준비했다.

인터넷 카페와 싸이월드 클럽이 활성화되어 있는 이곳의 특성상 카페나 클럽 멤버들과의 오프라인 상의 모임을 갖기도 한다. 이러한 모임은 사람사랑치과와 환자들의 관계를 더욱 돈독하게 해줄 뿐만 아니라 사람사랑치과에 대한 환자들의 의견을 수렴하는 기회로 활용되기도 한다. 이러한 모임에까지 참석하는 이들은 대부분이 일종의 '사람사랑치과 마니아들'이며 이들이 치과에 미치는 긍정적인 파급효과는 상당하다. 환자소개와 더불어 환자들만이 느낄 수 있는 문제점들을 지적해주는데도 망설임이 없기 때문이다.

사람사랑치과네트워크 경영지원부의 이지희 홍보실장은 "환자들을 분석해 본 결과 소개 환자의 비중이 매우 높았고, 소개 환자들의 치료동의율 또한 매우 높았다"며 "이렇게 사람사랑치과에 애정을 가진 환자분들에게 문화 공연 티켓 등을 선물하기도 하는 등 마니아 환자들을 위한 특별한 서비스에 신경을 쓰고 있다"고 밝혔다. 사람사랑치과네트워크는 향 후 이런 '마니아'들을 위한 행사 개최를 고려하고 있을 정도로 마니아 양성에 더 많은 노력을 쏟을 예정이다.

치과 간의 경쟁이 날로 치열해 짐에 따라 환자를 '사수'하기 위한 노력 또한 끊이지 않고 있다. 그것이 신환을 위한 것이든, '마니아' 환자를 위한 것이든 환자에 대한 세세한 관심과 성향 파악이 그 기본이 되고 있음은 틀림없다. 경쟁이 심화되는 만큼 환자에 대한 관리가 절실히 요구되는 시점이다.

(4) 환자 대기시간을 관리하라

'체력이 있어야 병원에도 다닐 수 있더라.'

10여년째 류머티즘 치료를 받으러 다니시는 할머니 환자분의 말씀이다. 좋지 않은 몸

상태로 대기실의 딱딱한 의자에 몇 시간씩 앉아 진료 순서를 기다리다 보면 오히려 병을 얻어가는 게 아닌지 걱정이 될 때도 있다.

과연 우리병원의 대기시간은 어떻게 관리되고 있는가? 매사에 "빨리빨리"를 붙이고 보는 우리 문화 속에서 조차 의료기관의 대기시간 관리나 개선은 쉽게 이뤄지지 않고 있다.

무엇보다 대기환자 수나 대기시간을 유명세로 착각하거나 검사나 진료를 위한 대기를 지극히 당연시 여기는 잘못된 의식 때문이다.

병원의 전반적인 서비스 향상과 함께 대중적 서비스 지수가 높아진 요즘 '긴 대기시간'은 주변 병원에 환자를 뺏기는 충분한 요인으로 작용될 수 있다. 보다 근원적이고 심도 있는 대기시간 관리 방안을 모색해 보자.

대기시간 관리방안에서는 실제 대기시간을 줄이는 방법(Operation Management)과 실제 시간과는 관계없이 대기시간이 줄었다는 느낌을 갖도록 만드는 방법의(Perception Management) 두 가지가 있다.

실제 대기시간 단축은 접수에서부터 검사, 수납, 조제 등 환자진료 프로세스에 관한 면밀한 검토와 더불어 원내 각 부문 구성원의 의지와 노력을 통해 보다 나은 방법을 찾아내고 수행함으로써 이룰 수 있는데 여기에 IT기술이 효과적으로 활용되고 있다.

가장 폭 넓게 활용되는 방법은 '진료예약제'다. 최근에는 병원 홈페이지에서 직접 예약을 하거나 전화 ARS 지시대로 숫자를 누르면 자동적으로 예약이 된다.

이런 시스템은 접수창구의 업무를 줄여주고 환자가 내원하기 전에 진료기록을 준비한다거나 치료를 위한 준비를 할 수 있어 병원 스텝들을 한층 여유롭게 해준다. 또 환자들은 진료 시간을 예측할 수 있어 시간적인 부담감을 덜 수 있다.

하지만 모든 환자가 검사나 진료를 위해 필요불가분 적으로 기다릴 수 밖에 없다면 그 시간이 환자에게 만족을 줄 수 있도록 관리하는 것도 중요하다.

사람들이 대기시간을 힘들어 하는 이유는 멍한 공백시간이 지나가고 있음을 깨닫기 때문이라고 하는데 시간이 지나고 있다는 사실 인식이 지루함을 부르는 셈이다.

가장 좋은 방법은 편리성이나 오락성을 동원해 대기시간 자체에 대한 인식을 잊도록 만드는 방법이다. 엘리베이터 대기시간이 길어 불만이 많았던 한 호텔에서는 대안을 연구하다가 엘리베이터를 타기 전에 대개의 사람들이 자연스럽게 자신의 외모를 점검하다는 것을 알게 되었다. 각 층마다 엘리베이터 근처에 거울을 부착 하였더니 고객 불만이 대폭 줄어들었다고 한다. 대학병원 및 대형병원에서 실시하고 있는 시간표등도 효과적이다. 대기시간이나 검사,수납, 약 타기 등에 걸리는 시간을 표시함으로써 심리적인 지루함을 감소시킬 수 있다.

개인 의원의 경우엔 번호표를 도입하고 이미 진찰을 마친 환자 수를 접수창구에 게시함으로써 한층 명료한 인상을 줄 수 있다.

일본에서는 환자용 호출 카드를 이용한다. 진찰 순번이 돌아오면 멜로디가 울리거나 빛이 점멸해 알려주는데 버턴을 활용해 자기 순번을 확인 할 수 있어 대기 중에 간단한 은행업무나 개인용무를 보는 일이 가능하다.

대기시간은 기다리는 환경에 의해서도 좌우된다. 대기실이 어둡고 좁다거나 지저분하고 불쾌하다면 대기시간은 한층 길게 느껴진다. 또 의자가 모라자거나 불편하다면 기다리는 시간은 배로 지루해진다. 때문에 대기실을 쾌적하게 만드는 것이 중요하다.

밝고 환기가 잘 되도록 만드는 것은 물론, 벽, 가구 등이 보기 좋은 칼라로 코디네이터 되어 있으면 병원전체가 깔끔하면서 세련된 분위기로 느껴진다.

개인별 대기의자는 물론 비디오를 설치하고 다양한 잡지를 비치하는가 하면 병원 안내 브로셔를 곳곳에 놓아두거나 환자 교육용 비디오를 상영하는 병원들도 늘고 있다. 경우에 따라서는 대기실에 간단한 미술전을 여는 등 문화적인 요소를 가미하는 병원들도 등장했다.

대기환자와 대화를 나누는 것도 효과적이다. 코디네이터나 간호사가 대기 환자들에게 양해의 말을 건네거나 간단한 음료나 차를 대접하는 것도 또한 환자의 대기에 대한 보상이 될 수 있다.

3. 기본 예절

1) 매너(manners) : 인간이 지켜야 할 기본 규범이 행동으로 표현

프랑스어 *maniere*, 라틴어 *manuarius* 에서 유래된 말로 'Manus'와 'Arius'의 복합어

이다. Manus는 영어의 'Hand' 즉, 손이라는 뜻으로 사람의 행동, 습관 등의 의미를 내포하고 있다. Arius는 More at manual, More by manual이란 뜻으로 방식, 방법을 의미한다.

매너는 어떤 행동이나 일에 대한 태도나, 버릇, 몸가짐을 나타내며, 개개인이 예절을 지키기 위해 구체적으로 행동하는 양식이다.

〈 직장 매너 〉

직장 매너는 나 먼저라는 이기주의적인 발상이 아닌 남을 배려하는 마음이 행동으로 표현되는 것으로 인간이 지켜야 할 기본 행동 규범인 에티켓을 알고 실천하는 것에서부터 출발한다. 마음에서 우러나오지 않는데 단지 격식에 얽매여 행동만을 하는 것은 참다운 매너라고 할 수 없다.

① 주위 사람에게 폐가 되지 않도록 행동한다.
② 약속은 반드시 지킨다.
③ 개인의 이익이 아닌 공동의 이익을 추구하므로 각별히 직장에서의 언어와 예의범절을 익힌다.
④ 내가 회사를 대표한다는 자부심과 책임 의식을 갖고 임한다.
⑤ 직장을 통해 자기 가치를 발견하고 끊임없는 자기 계발에 힘쓴다.
⑥ 당당하고 자신 있는 모습이되 친절을 생활화해 항상 겸손해야 한다.
⑦ 항상 최선을 다해 신념을 가지고 일을 추진하는 프로 정신이 필요하다.

2) 에티켓(etiquette) : 사람이 지켜야 할 행동규범을 나타낸 것

어원은 프랑스 고어(古語) <estiquer ; 붙이다>이다.

이것은 붙이는 쪽지, 즉 꼬리표란 뜻이며 상대의 신분이나 계급 등에 따라 서신 따위의 형식을 바꾸어 쓰는 등의 필요성에서 시작된 궁중에서의 예법을 가리키게 되었다고 한다. 또 궁정에 초대된 사람의 행동을 지시한 통용찰(通用札, 영어로 ticket)을 말하며, 이런 뜻에서 궁중의 예법을 말하게 되었다고도 한다. 얼마 뒤에는 궁정인이나 각국 대사의 순위를 정하고, 이에 따른 의례나 범절을 정한다는 뜻으로 사용되었다.

에티켓이 프랑스에 정착된 것은 15세기 무렵이며, 국가의 대표자인 궁정인의 지위와 명예를 내외에 나타내는 것을 목적으로 하였다. 그것이 차츰 일반 대중에게도 침투되어 그 민주화가 진척됨에 따라 단순화되고, 19세기 말의 프랑스 부르주아 사교계의 관례와 예법이 지금의 에티켓의 기초가 되었다.

현대사회에서 보통 말하는 <에티켓>이란, 가족을 포함한 모든 사람을 접할 때의 마음가짐과 태도라고 할 수 있다. 구체적으로는 인간관계의 위아래와 집 안팎에서의 예법, 관혼상제의 절차와 초대장, 그때의 식사예의 범절 등은 물론, 전화하는 법, 수프 먹는 법, 커피・술 마시는 방식, 건배하는 데에도 에티켓이 있다. 환경, 처한 입장에 따라 에티켓 그 자체가 변하는 경우도 있다. 손윗사람들의 연회에 참석할 때와 후배의 모임에 참석할 때의 복장・절차, 인사하는 방식도 같지 않다. 다만 본질적으로는 다르지 않으며, 기본적으로는

① 다른 사람에게 폐를 끼치지 않는다.

② 다른 사람에게 호감을 준다.

③ 다른 사람을 존경한다.

라는 것으로 집약된다. 즉 다른 사람과 접할 때에 갖는 상냥함과 감성의 문제이다.

테이블매너 등의 매너란 관습이나 몸가짐 등 일반적인 룰을 가리키는 데 대하여, 에티켓은 더욱 고도의 규칙과 예의・예법 등 사회인으로 알맞는 감성을 가져야 한다. 예를 들어 지하철에서 노약자에게 자리를 양보해야 하는 것은 젊은이가 지켜야하는 에티켓이며, 노약자를 위해 선뜻 자리를 양보하는 젊은이는 매너가 좋은 사람이다.

매너는 사람마다 차이가 있고, 판단 기준이 지극히 주관적인 반면 에티켓은 일종의 법칙으로서 주관적이기 보다 지극히 객관적인 입장에서 판단하여야 하는 말하지 않아도 지켜야 할 무언의 법칙이다.

3) 예절[禮節]

예절은 예의범절(禮節凡節)의 약어로 인간관계에 있어서 사회적 지위에 따라 행동을 규제하는 규칙과 관습의 체계를 말하며, 사람의 바른 몸가짐과 올바른 격식을 말한다.

예절의 5대 기본 정신

1. **남의 인격을 존중한다.**
   자신에게는 엄하고, 다른 사람에게는 관대함으로써 타인의 인격을 존중한다.
2. **겸양심이 있어야 한다.**
   남에게 겸손한 태도로 양보하는 마음의 미덕을 갖춘다.
3. **언어에 과부족이 없어야 한다.**
   지나치게 말을 늘어놓는 것도 실례이지만, 할 말을 못하여 의견 전달이 되지 못하는 것도 옳지 못하다.
4. **몸가짐과 행동이 단정해야 한다.**
   아름다운 마음씨에서 나오는 훌륭한 말씨와 함께 단정한 몸가짐과 행동이 있어야 한다.
5. **남에게 폐를 끼치지 않는다.**
   다른 사람이 싫어하는 일, 손해를 끼치는 일은 하지 않는다.

에티켓은 사람으로서 지켜야 하는 당연한 도리이자, 선택이 아닌 의무사항이고, 매너는 상대방의 희망사항이나 선택 사항이며, 예절은 다른 사람에게 실례가 되지 않고, 사회질서 유지를 위해 지켜야 할 도리, 공손하고 삼가 할 줄 하는 몸가짐이라 할 수 있다.

4) 병원인이 지켜야 할 환자 응대 기본 예절

(1) 인상을 좋게 한다.

친절한 미소는 마음으로 부터 솟아나는 것으로 환자나 손님에게 "나는 친절하고 성의 있는 사람으로서 당신과 친해지고 싶습니다."라는 자연적인 태도로서 행동할 때 좋은 인상을 심어줄 수 있다.

(2) 교양 있는 행동을 한다.

환자나 손님을 응대할 때에는 교양미가 있는 행동을 취하여야 한다.

아무리 세련된 화술이나 미소를 짓는다 해도 교양미가 없는 태도를 취한다면 환자나 손님은 대화를 계속하려 하지 않을 것이다.

(3) 친밀감과 적극적인 태도를 갖는다.

직원이 잡담이나 다른 사무에 몰두하여 환자나 손님을 빨리 응대하지 아니하면 좋지 않은 인상을 주게 된다. 적극적인 관심을 가지고 신속하게 서비스를 제공할 수 있는 태도를 가져야 한다.

(4) 존댓말을 사용한다.

환자나 손님의 성별, 연령, 직업, 직위 등을 구별하지 않고 항상 존댓말을 사용한다.

(5) 간단하고 명백하게

말은 간단하고 질서 있고 간단명료하여 듣는 사람이 알아듣기에 쉬워야 한다.

필요하지도 않는 말을 너무 많이 하면 듣는 사람은 이해가 어렵고 지루함을 느낀다.

(6) 정확한 발음, 알맞은 속도

너무 작은 발음이나 빠른 말은 알아듣기에 불편하다.

(7) 손님이나 환자의 입장에서

환자를 맞이하기에 앞서 먼저 환자의 기분과 입장이 되어 생각하고 업무를 처리한다.

서비스는 환자를 위한 봉사이므로 환자 본위의 서비스가 아니면 진정한 서비스가 될 수 없으며 친절하게 대하면 반드시 보답이 돌아온다고 믿고 행동한다.

(8) 신속 정확하고 바른 태도

환자나 손님은 신속하고 분명한 업무처리를 좋아 한다.

항상 반성하고 앞을 내다보는 업무태도로서 계획적으로 업무를 처리할 것이며

공손하고 교양 있는 바른 태도로서 자신에 차 있어야 한다.

(9) 8가지 마음

- "어서 오십시요"의 환영의 마음
- "안녕하십니까?"의 밝은 마음
- "예, 그렇습니다."라는 상냥한 마음
- "미안합니다."라는 겸손한 마음

- "덕택입니다."라는 겸허한 마음
- "고맙습니다."라는 감사의 마음
- "부탁합니다."라는 봉사의 마음

(10) 3가지 언어

- "어서 오십시오."
- "오랫동안 기다리셨습니다."
- "대단히 고맙습니다."

위의 사항을 항상 마음속에 간직하여 어디서라도 이를 이행하도록 노력하고 생활화하여야 한다.

5) 목소리 연출

1) 고객을 대할 때는 평소 자신의 목소리 높이 보다 한 단계 높여 발음한다.

명랑하고 밝은 이미지를 표현할 수 있다.

2) 상황에 맞는 목소리

① **낮은 목소리**

㉠ 타인에게 알려져서는 안 될 개인적인 고객 상태를 전달할 때

㉡ 죄송하다는 말을 할 때 등등

② **높은 목소리**

㉠ 긍정적인 결과를 전달할 때

㉡ 노인을 대할 때

3) 플러스 대화법

필요한 말과 함께 고객에게 진심의 표현할 수 있는 말을 덧붙인다.

예) 소아과에서 "○월○일○시 예약입니다.
그 때까지 ○○○ 친구, 다 나을 수 있으면 더 좋겠습니다."

6) 용모 복장

(1) 용모 복장 중요성의 의미

- 첫인상을 좌우한다.
- 타인, 즉 고객에게 신뢰를 준다.
- 직장의 분위기를 좌우한다.
- 일의 성과에 영향을 미친다.
- 기분을 전환시킨다.

용모나 복장은 직장 예절의 기본이며 여직원의 아름다운 몸가짐과 남직원의 단정하고 스마트한 모습은 모두에게 신뢰감을 형성한다.

누구에게나 호감을 받는 차림새의 3가지 포인트는 청결함, 고상함, 소박함이며 이것을 직장 내에서는 유니폼으로 표현해 낸다.

① **청결함**

불결한 느낌이 드는 사람에게는 마이너스 심리가 작용하므로 업무 중에는 깨끗한 몸가짐에 유의한다.

② **고상함**

연마된 품격이 높고 내면에서 배어나오는 멋스러움이 느껴지면 그것이 고상함이다. 연륜이 중요하지만 누구든지 시간, 장소 및 경우에 맞추어 자기의 모습을 단정히 하도록 유의한다.

③ **소박함**

친근감은 소박함에서 비롯된다. 지나치게 유행에 민감하거나 사치품만을 선호하면 오히려 치졸한 인상을 주게 된다.

유니폼은 소박한 인상으로 손님을 접객할 때나 직장의 동료에게 친근감을 가지고 다가설 수 있다.

④ **단정한 용모 복장의 기본**

㉠ 근무 규정에 위배되지 않으며 업무관리에 효율적인 용모와 복장이 되도록 한다.

㉡ 자신의 개성을 나타내는 것은 좋으나 회사의 이미지를 고려하여 보편타당성이 있도록 한다.

㉢ 청결과 단정함을 기본으로 한 훌륭한 옷차림으로 호감과 설득력을 갖도록 한다.

㉣ 전체적으로 조화가 이루어지도록 한다.

(2) 용모, 복장의 기본

① 자신의 개성을 나타내는 것은 좋으나 보편타당성이 있도록 한다.

② 항상 단정함 청결을 유지한다.

③ 업무관리에 효율적인 용모와 복장이 되도록 한다.

④ 자신의 인격 및 회사의 이미지를 고려한다.

⑤ 지나친 화려함과 유행은 지양한다.

(3) 용모, 복장의 Check Point

① 근무규정에 위배된 사항은 없는가

② 청결, 단정한가

③ 전체적으로 조화를 이루고 있는가

주의해야 할 시선 처리

- 위로 치뜨는 눈매
- 곁눈질
- 한 곳에만 응시하는 눈매
- 아래로 내리뜨는 눈매
- 아래, 위로 흘려보는 눈매

용모복장 CHECK POINT(남성용)

이름 :

항목		CHECK	용모복장 CHECK POINT
머리			단정히 머리를 깎고 앞머리가 눈을 가리지 않는가
			잠자던 흔적이 남은 머리는 아닌가
			비듬이 없는가, 냄새는 없는가
얼굴			면도하다 남은 수염이나 콧털은 보이지 않는가
			이는 깨끗한가, 구취대책은 되어 있는가
			눈은 충혈되어 있지 않은가, 안경은 더러워져 있지 않은가
복장	DRESS SHIRTS		옷깃이나 소매깃은 더럽지 않은가
			소매깃의 단추는 채워져 있는가, 소매는 걷어 올려져있지 않은가
			색깔, 모양은 적당한가
			다림질은 되어 있는가
	NECKTIE		비틀어지지 않았는가, 매듭은 늘어져 있지 않은가
			더러워졌거나 주름이 가지는 않았는가
			옷에 어울리는가
			길이는 적당한가, 티이핀의 위치는 적당한가
	상의		어깨의 비듬에 주의, 너무 화려하지 않은가, 주름이 가지는 않았는가
			서 있을 때 단추는 채워져 있는가
			주머니가 부풀정도로 물건을 넣지는 않았는가
	하의		다림질은 잘 되어 있는가, 무릎은 나와있지 않은가
			벨트는 손상되어 있지 않은가
손			더러워져 있지는 않은가
			손톱은 길지 않은가
양말			흘러 내려가 있지 않은가, 청결한가(냄새에 주의)
			화려한 색깔이나 모양은 아닌가 흰 스포츠용 양말은 아닌가
구두			깨끗이 닦여 있는가
			뒷꿈치가 닳아 있지는 않은가
			색깔이나 모양은 비즈니스에 적당한가
지갑			모양이 변하지는 않았는가
			깨끗이 손질되어 있는가
			명함은 명함지갑에 넣어져 있는가, 매수는 적당한가

용모복장 CHECK POINT (여성용)

이름 :

항목	CHECK	용모복장 CHECK LIST
머리		청결한가, 손질은 되어 있는가
		일하기 쉬운 머리형인가
		앞머리가 눈을 가리지 않는가
		UNIFORM에 어울리는가
		머리 악세사리가 너무 눈에 띄지 않는가
화장		청결하고 건강한 느낌을 주고 있는가
		피부처리 및 부분화장이 흐트러지지는 않았는가
		립스틱 색깔은 적당한가
복장		위생복(Uniform)이 구겨지지는 않았는가
		위생복(Uniform)에 얼룩은 없는가
		다림질은 되어 있는가(브라우스, 스커트의 주름 등)
		스커트의 단처리가 깔끔한가
		어깨에 비듬이나 머리카락이 붙어있지 않은가
		겉옷과 속옷의 색깔은 조화를 이루고 있는가
		복장예절에 맞게 입고 있는가
		출퇴근시의 복장은 단정한가
손		손톱의 길이는 적당한가(1mm 이내)
		매니큐어 색깔은 적당한가
		손의 굳은 살은 깨끗한가
스타킹		색깔은 적정한가 늘어진 곳은 없는가
		예비 스타킹을 가지고 있는가
구두		깨끗이 닦여져 있는가
		모양이 찌그러져 있지 않은가
		뒷축이 벗겨지거나 닳아 있지는 않은가(구겨신거나 샌들은보기 흉함)
악세사리		방해가 되는 악세사리, 눈에 띄는 물건은 착용하지 않았는가

- 머리부터 발끝까지 조화를 이루고 있습니까?
- 직장에서의 용모는 활동적인 아름다움에 있다는 점에 유의 합시다
- 거울(전신거울) 앞에서 다시 한번 자기점검을 합시다
- 바느질 Set는 가지고 있습니까?

7) 친절

(1) 친절이란 무엇인가 ?

① 심리를 주는 표현이다.

② 친절은 창조다(덤의 문화).

③ 반드시 보상이 있다.

④ 청소, 청결, 정리, 정돈의 생활화이다.

⑤ 주인의식이 투철해야 한다.

(2) 친절의 요인

① 베푼다라는 마음가짐

② 알고 있는 친절보다 실천하는 친절

③ 수동적인 친절보다 자발적인 친절

④ 상대방을 배려하는 마음

⑤ T.P.O에 맞는 반응과 대응

(3) 친절 서비스의 3s 5s

① 3S

㉠ Smile : 웃어라, 미소 지어라.

㉡ Speed : 신속하게 처리하라. 빨리 응대하라.

㉢ Sincerity : 성실하게 대하라. 열성을 다하라.

② 5S

㉠ Stand : 고객을 보면 일어서라.

㉡ See : 선한 눈으로 상대방을 보라.

㉢ Smile : 웃어라, 미소 지어라.

㉣ Speed : 신속하게 응대해라.

㉤ Satisfaction : 고객을 만족시켜라.

8) 인사법

(1) 기본이 되는 인사 자세

① 표정은 부드럽고 밝게 하고 고개는 반듯하게 들고 턱은 자연스럽게 당긴다.

② 어깨는 힘을 빼고 균형을 유지한다.

③ 무릎과 등, 허리는 자연스럽게 곧게 피고 손은 남자는 둥글게 쥐어서 붙인다.

④ 여자는 오른손이 위로 오게 하여 공수한다.

⑤ 뒷꿈치는 서로 붙이고 양발의 각도는 남자는 45도 정도 여자는 30도 정도가 무난하다.

이런 자세를 유지하는 연습을 일반적인 서비스 직업에서는 많이 볼 수 있다. 호텔에서 볼 수 있는 서비스맨들의 자세는 이러한 자세다. 그리고 이런 상태를 유지하다 상대에게 인사를 한다.

① 인사는 내가 먼저 상대를 바라보며 한다.

② 등과 목은 반듯하게 세우고 배와 엉덩이를 집어넣은 상태에서

③ 허리부터 상체를 숙이며(허리 각도는 30~60도가 이상적)

④ 상대와 상황에 맞는 각도로 허리를 굽히며 인사말은 덧붙인다.

⑤ 남자는 바지선에 손을 대고 인사하고 여자는 두 손을 맞잡은 상태에서 시행한다.

인사의 5단계는

① 바른 자세로 서고,

② 상체를 1초간 숙이고,

③ 상체를 숙이고 1초간 멈춘다. 이때는 전방 2m앞에 바닥을 주시한다. 그리고

④ 2초간 허리를 든다.

⑤ 다시 바른 자세로 선다.

(2) 상황에 맞는 인사법

① 업무가 바쁠 때 - 행동보다 얼굴표정과 말로써 반가움을 표현한다.

② 복도에서 자주 마주치는 직원 간 - 가벼운 목례

(3) 동료 간에 아침인사, 마무리 인사를 습관화 하자

"안녕하십니까?" "수고하셨습니다" "애쓰셨습니다"

걷고 있을 때는 상대방과 2~3m 전방에 만났을 때 기본자세를 갖추고 인사한다.

상급자인 경우는 상급자가 지나간 다음에 움직이도록 하고, 앉아 있을 때는 가급적 일어나서 한다.

상대방이 멀리서 다가올 때는 인사말을 건네며 인사하고 상대방이 먼저 인사할 때는 반드시 대답 후 인사한다. 복도나 계단에서는 적당한 거리에서 눈높이가 맞을 때 하는 것이 좋다. 엘리베이터 내에서는 인사말 없이 표정을 밝게 하고 인사하고, 통화중에는 인사말 없이 인사한다.

복도를 걸을 때 동료끼리는 걸어가면서 인사하고, 상사나 손님인 경우는 정지 후 인사한다. 감사함과 죄송함을 전할 때는 45도, 그 외는 15도 정도로 굽히는 것이 무난하다.

인사 시 조심해야 할 것은

① 턱을 들고 눈을 치켜들고 하는 인사,

② 상대의 얼굴을 빤히 보면서 하는 인사,

③ 숙임 없이 말로만 하는 인사,

④ 뒷짐 지고 하는 인사, 고개만 까딱하는 인사,

⑤ 다리를 벌리고 하는 인사 등은 흔히 일어나는 일로서 조심해야 한다.

(4) 인사의 포인트

① 내가 먼저

㉠ 상대방이 날 몰라보면 어쩌지, 내 인사를 받아줄까 등을 생각하지 말고, 내가 먼저 밝게 인사한다.

② **시선을 마주보고 미소 짓는다.**

㉠ 가슴을 펴고,

㉡ 허리를 펴고,

㉢ 무릎을 붙이고,

㉣ 발 뒷꿈치를 붙이고, 상태로 바로 선다.

㉤ 여성은 오른손을 왼손 등위에 포개어 앞으로 모은다.

㉥ 남성은 양팔을 바지 재봉선에, 달걀을 쥔 듯이 차렷한다.

③ **상냥한 인사말을 한다.**

㉠ 상대방이 알아듣게 밝고 분명한 목소리로 인사한다.

㉡ **+α의 말을 곁들인다.**

'안녕하십니까', '어서오십시오'라는 기본 인사에 +α로 날씨부터 식사나 문화행사에 이르는 다양하면서도 접하기 쉬운 화제에 대해 긍정적인 한 두 마디를 덧붙여 말한다. 또는 진심을 담은 칭찬을 해 본다.

상대방과의 관계를 훨씬 유연하게 할 수 있다.

"안녕하세요, 좋은 아침입니다."

"안녕하세요, 오늘 날씨가 참 좋네요."

"안녕하세요, 휴일 잘 보내세요."

"안녕하세요, 식사는 하셨습니까?"

㉢ **상대방에 맞는 인사를 한다.**

어린이 손님에게 건네는 인사 : 눈높이를 맞추어 상체를 낮춰서, 어린이에게 편안하고 친근한 목소리, 자세로 인사합니다.

"○○○, 안녕!"

어르신 손님에게 건네는 인사 : 공손한 인사말과 인사자세를 갖추며, 한 걸음 다가서며, 기본 인사말에 한마디를 덧붙인다.

"어머니(아버님), 안녕하십니까. 멀리까지 오시느라 애쓰셨습니다."
"어머니(아버님), 어서오십시오. 제가 좀 도와드릴까요?"

④ **허리를 굽힌다.**
등과 목의 선이 일직선이 되게 2초간에 굽히고 잠시 멈춘다.

⑤ **천천히 편다.**
상대방의 속도에 맞추어 3초간에 서서히 펴면서 일으킨다.

⑥ 바로 서서 다시 마주보고 미소 짓는다.

(5) 인사의 종류

① **목례** : 15° 인사(가벼운 인사)
㉠ 손님이 들어올 때
㉡ 고객의 용건을 접수할 때
㉢ 악수를 나눌 때
㉣ 명함을 교환할 때
㉤ 고객과 대화 중 양해를 구할 때
㉥ 어서 오십시오, 네, 알겠습니다.

② **보통 인사** : 30° 인사(보통 인사)
㉠ 고객에 대한 정식 인사
㉡ 맞이할 때
㉢ 전송할 때
㉣ 안녕하십니까 등 일반적인 인사

③ **정중한 인사** : 45°
㉠ 감사를 표할 때

㉡ 사과를 할 때

㉢ 고객을 배웅할 때

㉣ 감사합니다. 죄송합니다. 안녕히 가십시오.

(6) 바른 인사 자세

① **똑바로 선 자세에서** : ○○○ 님

호칭을 하지 않을 경우 : 선 자세에서 인사말을 한다.

② **허리를 굽히면서** : 안녕하십니까(안녕하세요)

인사의 속도 – 45도 시: 하나, 둘, 셋(넷 : 1초간 멈춤)하여 숙이고

30도 시: 하나, 둘, (셋 : 1초간 멈춤)하며 숙이고

15도 시: 하나, (둘 : 1초간 멈춤)하며 숙이고

③ **잠깐 멈춘다.** → 굽힌 상태에서 1초간 멈춘다.(정중해 보임)

멈춤의 순간이 인사의 핵심 포인트

④ **천천히 든다.** → 내려갈 때 보다 더 천천히

인사의 속도 – 45도 시: 다섯, 여섯, 일곱, 여덟하며 천천히 일어선다.

30도 시: 넷, 다섯, 여섯하며 천천히 일어선다.

15도 시: 넷하며 천천히 일어선다.

이런 인사 하지 맙시다.

- 망설임이 느껴지는 인사
- 말로만 하는 인사
- 고개만 까딱하는 인사
- 무표정한 인사
- 눈을 마주치지 않고 하는 인사
- 호들갑스러운 인사
- 받는 둥 마는 둥 하는 인사

⑤ **똑바로 선다.** → 상대의 눈을 본다. (스마일~)

(7) 바른 자세

① 기본동작

㉠ 선 자세
- 등은 곧게, 가슴을 편다
- 팔은 자연스럽게 늘어 뜨리고 양손을 둥글게 쥔다
- 발꿈치를 붙이고 발끝은 V자 형으로 벌린다
- 남 45도, 여 30도
- 무릎은 힘을 주어 붙인다.
- 배는 힘을 주어 앞으로 내밀지 않도록 한다.
- 어깨는 힘을 뺀다.
- 턱은 당긴다.
- 시선은 똑바로, 턱이 나오지 않게 한다.

㉡ 서서 대기자세
- 남성: 왼손을 위로하고 앞으로 모은다.
  양발을 허리 넓이로 벌린다.
- 여성: 오른손을 위로하고 앞으로 모은다.
  양발은 모은다.

㉢ 앉은 자세
- 남성: 등은 등받이에 붙이지 않고 깊숙이 앉는다.
  양손은 주먹을 가볍게 쥐고 손등이 보이도록 대퇴위에 놓는다.
  양발은 허리 넓이로 벌린다. 뒷굽을 무릎보다 앞으로 내놓지 않는다.
  (항상 바로 설 수 있는 자세)

턱은 당기고 눈은 정면을 향한다.
손은 가볍게 쥐어 무릎 중간에 놓는다.

- 여성: 등은 등받이에 붙이지 않고 깊숙이 앉는다.
오른손을 위로하여 모은 후 무릎 위에 가지런히 놓는다.
양 무릎을 붙이고 뒷굽은 무릎보다 앞으로 내놓지 않으며, 발끝을 모은다.
턱은 당기고 눈은 정면을 향한다.

㉣ 앉을 때 자세

- 한쪽 발을 뒤로 당겨 균형있게 앉는다.
- 스커트는 한손으로 쓸어내리며 앉는다.
- 다른 한 발을 가지런히 되도록 놓는다.
- 일어서는 동작은 앉을 때의 역순이다.

㉤ 걸음걸이

- 중심 옮기기 : 허리와 가슴부터 앞으로 나가는 기분으로 가슴의 Point와 발끝이 일직선이 되도록 한다.
- 여 : 일직선 위를 걷듯이 무릎을 약간 스치면서 발끝, 발바닥, 발뒤꿈치 순으로 닿도록 한다.
- 남 : 뒷꿈치가 먼저 닿는다.
- 좌, 우 발은 평행으로 하여 일직선으로 옮긴다.
- 시선은 눈높이로 한다.
- 팔은 자연스럽게 흔들며 양손은 재봉선을 스친다.
- 뒷꿈치를 끌거나 신발을 꺾어 신지 않도록 유의한다.

성공을 위한 이미지 – 자세

1. 바른 자세

① 고객을 만나기 전 마인드컨트롤로 최대의 컨디션을 유지
② 깨끗한 용모복장과 얼굴에는 밝은 표정을 가져서 깨끗한 인상을 준다.

2. 자세
① 눈에 보이는 언어이다.
② 외면적이고 시각적이다.

외면		내면	
자세	언어	존경	중요
표정	동작	호의	책임

기본자세

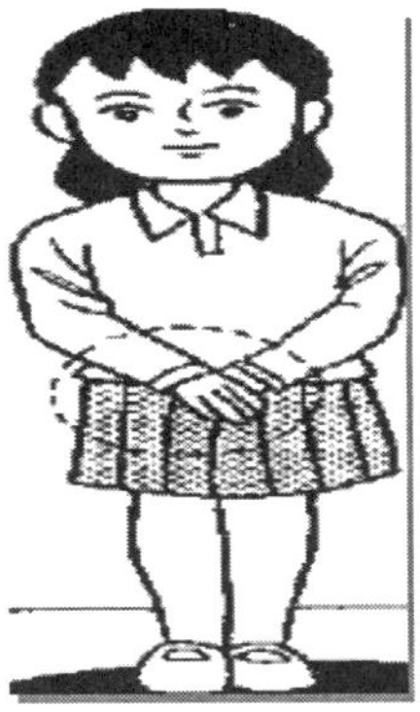

여성은 오른손이 위로

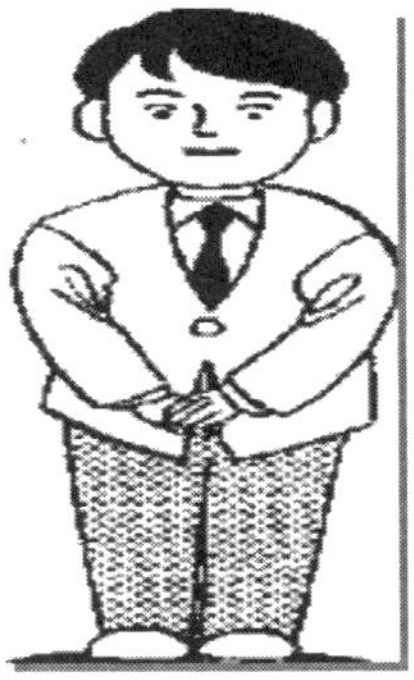

남성은 왼손이 위로

② 응용동작

㉠ 방향지시
- 손가락을 모아 손바닥 전체로 가리킨다.
- 손바닥의 기울기는 약간 사선을 유지 15도
- 손등이 보이거나 손목이 굽어지지 않도록 한다.
- 지시할 경우 상체를 약간 구부린다.(등이 굽어지지 않도록)
- 시선은 상대방, 가리키는 방향, 상대방 순으로 향한다.
- 팔은 겨드랑이와 주먹 하나 들어갈 정도로 벌리고 팔꿈치의 각도로 거리감을 나타낸다.
- 대답은 '네, 이쪽(방향)입니다.'라고 분명히 한다.

• 고객의 눈→ 가리키는 곳 → 고객의 눈 순으로
• 오른쪽 방향은 오른손으로, 왼쪽 방향은 왼쪽 손으로 가리킨다.
• 지시할 때의 행동이 너무 빠르거나 늦지 않도록 한다.

㉡ 물건수수
• 손은 허리보다 위로 하고
• 두 손을 사용하여
• 받는 쪽이 편하도록 건넨다.
• 고객의 눈→ 물건 → 고객의 눈 순으로
• 상대방이 보기 쉽게, 사용하기 쉽게, 바꾸어 잡을 필요가 없는 상대 입장에서의 방향으로 향한다.

㉢ 물건을 주울 때
• 양다리를 붙이고 깊이 앉았다 일어선다.

㉣ 계단을 오르내릴 때
• 오를 때는 남자가 앞서서 가고
• 내려 올 때는 여자가 앞서서 간다.
• 여성인 경우 계단 이용 시 사선 걸음으로 걷는다.

동작을 아름답게 보이려면

1. 등을 곧게 편다.
2. 손가락을 가지런히 한다.
3. 동작은 하나하나 끊어서 연결한다.
4. 동작의 시작은 보통 속도로 하고 되돌릴 때는 천천히 한다.
5. 반드시 시선을 마주한다.
6. 45도 방향에서 상대방을 향한다.

4. 전화 응대 예절

1) 전화 응대의 특징

① 얼굴 없는 만남이다.
② 기계를 통한다.
③ 예고 없이 찾아오는 방문객이다.
④ 의지 할 것은 음성뿐이다.
⑤ 귀에 들리는 것만으로 의사를 결정한다.
- 상대방의 얼굴을 직접 보지 않고 대화하는 것이기 때문에 자칫하면 실수하기 쉽고, 오해가 발생할 소지가 많다.

⑥ 일정 시간 내에 이루어진다.
⑦ 고객 접점의 제 1선이며 병원의 이미지이다.
⑧ 음성만으로도 고객 만족과 설득을 해야 한다.
⑨ 보안성이 없다.

전화기의 근처에 비치해 두어야 할 것

- 메모용지
- 필기도구
- 전화번호부
- 자주 거는 상대방의 전화번호 리스트

---

2) 전화 받는 방법

① **전화벨이 3번 이상 울리기 전에 받는다.**(벨이 울리면 바로 받는다.)
② **병원 이름, 인사말, 소속, 이름을 활기찬 목소리로 정확하게 밝힌다.**

㉠ 행복한 미소를 드리는 OOO 병원입니다.

㉡ 사랑과 정성을 다하는 OOO 병원 코디네이터 OOO입니다.

③ **상대방을 확인한다.**

㉠ 아는 사람인 경우에는 인사를 한다.
용무를 확인하고 친절, 성실하게 답변한다.

㉡ 전화를 바꿔주거나, 담당자가 통화중일 때

- 네 바꿔드리겠습니다. 잠시만 기다려주셔요
- 죄송합니다만, 담당자가 다른 전화를 받고 있습니다. 잠시만 기다려 주시겠습니까?

④ **담당자의 통화가 길어지면**

- 오래 기다리게 해서 죄송합니다. 통화가 길어질 것 같은데 메모를 남겨드리겠습니다.

⑤ **찾는 사람이 자리에 없을 때**

- 죄송합니다만, 지금 OOO분은 회의(출장) 중인데 O시경 돌아 올 예정입니다. 괜찮다면 제가 대신 용건을 전해 드리겠습니다.

순 서	요 점	참 고
가. 수화기를 든다.	· 벨이 울리면 2-3호 이내에 받는다. · 자세를 바르게 고친다. · 메모준비를 한다.	· 벨은 2번 울린 후 받도록 한다. · 자세에 따라 음성이 틀린다. · 빈틈없는 업무자세 : 신뢰감형성
나. 자기 이름을 댄다. 상대방을 확인하고 인사를 교환한다.	· 상냥하게 한번에 통하도록 한다 · 소속, 성명은 필요에 따라 말한다. (시간, 장소, 상황에 맞도록)	· 우리병원에서는 "감사합니다 소속(소속과 직책), 이름" 순으로 응대한다.
다. 용건을 듣는다.	· 요점을 메모하면서 듣는다. · 맞장구를 치면서 끝까지 경청한다.	· 상대의 이야기를 열심히 듣고 있다는 것을 느끼게 해준다.
라. 의문점을 질문하고 요점을 복창한다.	· 5W 1H에서 빠진 것은 없는지 확인한다. · 무엇을, 어느정도, 언제까지, 어떻게 하는 것인가를 정확히 파악한다. · 숫자, 시간, 장소등은 반드시 복창한다.	· 정확을 기한다.
마. 끝맺음의 인사를 하고 끊는다.	· 이야기의 내용에 어울리게 인사말을 한다. · 건 쪽이 먼저 끊는다.	· 대화가 끝난후 2초간의 여유를 두고 수화기를 내려 놓는다

⑥ **전화를 바꿔 받은 직원**

- 네, 전화 바꿨습니다. OOO입니다.

⑦ **통화를 끝낼 때 정중한 마무리 인사를 한다.**

- 감사합니다. 또는 좋은 하루 되시기 바랍니다.

⑧ **전화건 사람이 전화를 끊은 후 수화기를 놓는다**(3초 후).

- 전화건 사람보다 먼저 전화를 끊으면 전화한 사람에게 불쾌감을 줄 수 있으므로 전화를 건 사람이 전화를 끊은 후에 3초 후 수화기를 놓는다.

4) 전화 거는 방법

(1) 전화 걸기 전 준비

① 상대방의 전화번호, 소속, 성명을 확인한다.

② 통화할 용건, 순서를 메모한다.

③ 필요한 서류나 자료를 정리하여 곁에 갖춰둔다.

순 서	요 점	참 고
가. 전화 걸 준비를 다하고 다이알을 돌린다.	・내용과 순서와 요점정리를 한다.(5W 1H) ・필요한 자료가 있으면 준비한다. ・번호 확인 후 정확하게 걸도록 한다. ・자세를 바르게 한다.	
나. 상대방을 확인한 후 자기 이름을 대고 인사를 교환한다.	・상냥하게 한번에 통하도록 한다. ・소속, 성명을 필요에 따라 말한다. (시간, 장소, 상황에 따라)	・우리 병원에서는 “안녕하십니까? 소속(소속과 직책), 이름” 순으로 응대한다.
다. 용건을 말한다.	・순서대로 요점을 정확하게 말한다. ・일방적이 되지 않도록 한다.	
라. 용건이 알려 졌는지 확인한다.	・필요하면 요점을 반복하거나 복창을 요구한다.	
마. 끝맺음의 인사를 하고 끊는다.	・이야기 내용에 어울리게 인사말을 한다. ・윗사람, 손님인 경우에는 상대방이 먼저 끊고 나서 수화기를 내려 놓는다.	・본인의 이미지 관리를 위해서 항상 나중에 내려놓는 습관을 갖도록 한다.

전화 응대 시 친절을 생활화하고 정성을 다함으로써 상품만을 파는 것이 아니라 친절과 신뢰와 깨끗한 이미지 심어줄 수 있다.

5) 전화 응대 포인트

(1) 신속

① **3.3.3 법칙** : – 3번 울리기 전에 받는다.(즉시 받는다.)
– 3분 이내로 통화한다.
– 3초 후에 끊는다.

② 간결하게 통화하며 문의사항에 대한 보고나 결과 통보의 경우 예정 시간 등을 미리 알린다.

③ 늦어지는 경우는 중간 보고를 한다.

(2) 정확

① **5W 3H로 메모하는 습관을 기른다.**

5W : who(누가)–사람
when(언제)–때
where(어디서)–장소
why(왜)–이유
what(무엇을)–목적

3H : how(어떻게)–방법
how much(얼마나)–경비
how many(얼마만큼)–수량

② 인사와 소속, 이름을 밝히는 첫 ment는 다소 천천히, 정확히 하여 상대가 되묻는 일이 없도록 한다.

③ 명확히 또박또박 발음을 한다.

④ 메모를 받는 경우, 해당자에게 정확한 내용을 반드시 전달하고 중요한 내용의 경우 재차 확인한다.

⑤ 말의 속도, 발음, 톤(솔톤)

(3) 정중

① 정성을 다하고 상대의 기분과 심리를 긍정적으로 만들어야 한다.
② 호칭이나 직함에 주의하고 단어 선택에 신경을 쓴다.
③ "뭐라구요?", "~라구요?" 등의 표현은 삼간다.

6) 전화 응대 기본 자세

(1) 자세

① 병원의 첫 인상과 내가 병원을 대표한다는 마음으로 성의껏 응대한다.
② 청각적인 요소만으로 나의 친절을 표현하는 경우이기 때문에 더욱 표현에 주의하여 응대해야 한다.
③ 한 사람의 불친절한 응대가 병원 이미지와 서비스 수준을 좌우한다.

(2) 전화응대의 바람직하지 못한 습관

① "여보세요" 또는 "네"로 첫인사를 하지 않는가?
② 작은 목소리로 성의 없는 응대를 하지 않는가?
③ 고객 앞에서 개인적인 일로 전화를 길게 하지 않는가?
④ 메모 대신 기억력을 신뢰하고 있지 않는가?
⑤ 상대와 말다툼을 하지 않는가?
⑥ 상대보다 먼저 전화를 끊어 버리며 "탁"소리가 나도록 내려치지는 않는가?
⑦ 수화기를 턱이나 어깨에 걸치고 통화하지 않는가?
⑧ 내 전화만 잘 받으려 하지 않는가?

고객 불만 전화를 받는 방법

- 먼저 사과를 한다.
- 고객의 감정을 상하게 하지 않도록 불만내용을 끝까지 참고 듣는다.
- 진실을 확인하고 변명하지 않으며 불만사항에 대하여 정중히 사과한다.

- 불만의 원인을 조사한다.
- 최선의 해결책을 제안한다.
- 그래도 설득이 안 될 때는 상황을 바꿔서 처리한다.
- 책임감을 갖고 전화를 받는 사람의 이름을 밝혀 고객을 안심시킨다.
- 끝으로 한 번 더 사과하는 말과 함께 소속과 이름을 말한다.

(3) 전화 모니터링

병원의 서비스 품질을 측정하는 대표적인 방법 중 하나인 전화 모니터링의 포인트는 고객이 필요로 하는 정보를 신속하게 제공해 드리는 것이다.

이를 위해서는 여러 상황들에 대한 질문에 대한 답변을 정리하고 이를 공유하여 여유 있는 세련된 응대로 병원의 좋은 이미지까지도 더불어 제공할 수 있어야 한다.

병원의 위치를 묻는 사소한 문의 전화이지만 병원을 방문하기 전에 우리 병원의 서비스 수준을 파악하고 이미지를 판가름 할 수 있는 매우 중요한 순간이므로 관리를 소홀히 할 수 없다.

· 전화 모니터링 예

"따르릉~~"

코디네이터 : "하얀 미소, 미소 사랑 000치과입니다."

고객 : "여보세요? 000치과죠? 여기 동대문인데요.
차를 가지고 가려고 하는데 어떻게 찾아 가야 되죠?"

코디네이터 : "차...가지고 오시려고요? 지하철 타시면 강남역 3번 출구인데... 어디서 오신다고요? 동대문이요? 제가 그쪽 지리를 잘 몰라서요. 잠시만요. 다른 분 바꿔드릴게요.(그냥 지하철 타고 오면 될텐데...)"

실제로 000치과 전화 모니터링 결과 병원 위치를 3명의 직원이 서로 번갈아 가며 전화 응대해 좋지 않은 점수를 받았다.

(4) 병원 위치 문의 전화를 위한 응대 매뉴얼

① 우리 병원의 정확한 주소를 안다.
② 고객의 현재 위치와 이동할 교통편을 물어본다.
③ 대중 교통편의 노선을 정리한다(버스, 지하철, 택시).
④ 자가 이용 시를 대비해 병원 인근의 대표할 수 있는 큰 건물, 거리 등을 기준으로 안내할 수 있도록 한다(여러 경우의 수를 감안한다).
⑤ 주차장 위치를 안내한다.
⑥ 찾지 못할 때를 대비해 다시 문의하도록 권유한다.

7) 기분 좋게 전화로 응대하는 마음가짐

① 말은 언제나 정중하게 한다.
② 수화기를 들면 곧 이름을 댄다.
③ 전화기 앞에서 보기 좋은 표정과 바른 자세를 갖춘다.
④ 상대방을 기다리게 할 때는 수화기를 놓는 것에 조심하고 불필요한 말은 하지 않는다.
⑤ 손님을 우선한다.
⑥ 호출은 본인이 한다.
⑦ 상대가 몇 번이고 같은 말을 되풀이하게 하지 않는다.
⑧ 음성의 크기와 높이는 적절히 한다.
⑨ 모든 신경을 집중하자.

8) 전화응대 예절 – 자주 사용하는 용어 실습

· 안녕하십니까? ○○병원, 코디네이터 ○○○입니다.
  (늦게 받아서 죄송합니다.)
· 죄송합니다만, 잠시만 기다려 주시겠습니까?
· 기다려 주셔서 감사합니다.
· 죄송합니다만, 제가 메모 남겨 드릴까요?

- 네, 잘 알겠습니다. 꼭 전해 드리겠습니다.
- 네, 잘 알겠습니다. 그때 다시 연락드리겠습니다.
- 죄송합니다만, 다시 한 번 말씀해 주시겠습니까?
- 네, 김, 명字 수字 맞습니까?
- 네, 칠-오팔-에 삼오삼-사- 맞습니까?
- 전화 주셔서 감사합니다. 안녕히 계십시오.

- 안녕하십니까? ㅇㅇ병원 코디네이터 ㅇㅇㅇ라고 합니다.
- ㅇㅇ에 관한 내용으로 전화 드렸는데 지금 통화하기 괜찮으십니까?
- 기다리시게 해서 죄송합니다.
- 죄송합니다만, 메모를 부탁드려도 되겠습니까?
- 전화연락 부탁드린다고 전해주시겠습니까?
- 죄송합니다만, 다시 한 번 말씀해 주시겠습니까?
- 시간을 내주셔서 감사합니다. 안녕히 계십시오.
- 그럼 다시 한 번 연락 부탁드리겠습니다. 안녕히 계십시오.

전화 메모입니다

전화 받은 시간:　　월　일　시　분

님으로 부터

용건 :

- □ 긴급전화
- □ 전화요망
- □ 안부차 전화
- □ 다시 하신다고 함

전화 받은 사람 ____________

9) 발음 연습

① 저 찹쌀 쌀 찹쌀
② 고목나무 묘목
③ 저기 가는 저 상 장수가 새 상 장수냐, 헌 상 장수냐
④ 저기 계신 저 분이 박 법학박사이시고, 여기 계신 이분이 백 법학박사이시다.
⑤ 들의 콩깍지는 깐 콩깍지인가 안 깐 콩깍지인가. 깐 콩깍지면 어떻고 안 깐 콩깍지면 어떠냐. 깐 콩까지나 안 깐 콩깍지나 콩깍지는 다 콩깍지인데
⑥ 간장 공장 공장장은 강 공장장이고. 된장 공장 공장장은 공공장장이다.
⑦ 작년에 온 솥 장수는 새 솥 장수이고, 금년에 온 솥 장수는 헌 솥 장수이다.
⑧ 신진 샹송가수의 신춘 샹송쇼
⑨ 서울특별시 특허허가과 허가과장 허 과장
⑩ 저기 저 뜀틀이 내가 뛸 뜀틀인가 내가 안 뛸 뜀틀인가
⑪ 앞집 팥죽은 붉은 팥 풋팥죽이고, 뒷집 콩죽은 해콩단콩 콩죽, 우리집 깨죽은 검은 깨 깨죽인데 사람들은 해콩 단콩 콩죽 깨죽 죽먹기를 싫어하더라.
⑫ 우리집 옆집 앞집 뒤창살은 홑겹창살이고, 우리집 뒷집 앞집 옆창살은 겹홑창살이다.
⑬ 내가 그린 기린 그림은 긴 기란 그림이고 니가 그린 기린 그림은 안 긴 기린 그림이다.

전화 받는 예절 Check List

구분	확인 사항	체크
1	전화벨이 3번 울리기 전에 전화를 받았습니까?	
2	오른손에 메모 준비가 되어 있습니까?	
3	자신의 이름과 소속을 정확히 말했습니까?	
4	상대방을 확인 했습니까?	
5	상대가 눈앞에 있다고 생각하고 자세를 바르게 예의를 다했습니까?	
6	전화를 신속하게 담당자에게 연결해주었습니까?	
7	담당자의 부재시 적절한 대응을 하였습니까?	
8	중요 요점을 반복 복창 하였습니까?	
9	용건을 들으면서 중요 사항을 메모하였습니까?	
10	메모를 부탁 받았을 때 상대에게 자신의 이름을 말했습니까?	
11	정확히 상황 판단이 안되어 담당자가 아닌 곳으로 전화를 연결하지는 않았습니까?	
12	전문용어나 경어를 사용하였습니까?	
13	속어나 혹 반말을 사용하지는 않았습니까?	
14	상황을 체크하고자 기다리는 시간 중 중간 보고를 하였습니까?	
15	상대방을 너무 오래기다리게 하지는 않았습니까?	
16	밝고 명랑한 목소리 상대를 배려하는 어투로 전화를 받았습니까?	
17	끝인사는 하였습니까?	
18	상대방이 전화를 끊고나서 수화기를 내려놓았습니까?	

전화 거는 예절 Check List

구분	확인 사항	체크
1	상대방 번호를 확인 후 전화를 걸었습니까?	
2	말할 내용과 요점을 미리 메모 후 걸었습니까?	
3	자신의 이름과 소속을 정확히 말하였습니까?	
4	상대방을 확인했습니까?	
5	첫 인사를 상냥하게 밝은 목소리로 하였습니까?	
6	용건의 요점을 상대방과 상호 확인하였습니까?	
7	상대방이 알기 쉽게 말을 하였습니까?	
8	밝고 명랑한 목소리로 상대를 배려하는 어투로 말했습니까?	
9	경어로 말했습니까?	
10	용건을 정확하게 전달하였습니까?	
11	담당자의 부재 시 메모의 양해를 구했습니까?	
12	담당자 부재 시 용건 및 전화를 걸어 줄 것과 자신의 이름과 소속, 전화번호를 남겼습니까?	
13	메모를 남겨주는 사람에게 감사 또는 배려의 쿠션 표현을 하였습니까?	
14	예의바르게 끝맺음 인사를 하였습니까?	

상황별 전화 예절 실습

1. 소속을 밝힌다.	
2. 상대방이 특정인을 찾을시	
3. 진료(업무)중이라 통화가 불가능할 때	
4. 연결하고자 하는 구내 번호가 통화중일 때	
5. 병원 위치를 물어올 때	
6. 병원의 진료 시간 및 프로그램에 대한 문의시	

목소리에 색깔을 입히자.

여러분은 목소리가 예쁘다는 말을 자주 듣습니까?
목소리를 예쁘고 안 예쁘다라는 표현을 하는 것은 목소리를 통해서 생김새, 마음과 표정을 느낄 수 있기 때문입니다.

병원에 전화를 하면 얼굴과 모습은 보이지 않지만 전화 받는 목소리만으로도 상대방의 표정, 상황, 상대방의 기분을 느낄 수 있습니다.

낮고, 잘 들리지 않는 맥 빠진 목소리는 상대방의 기분에 민감하게 반응하게 되는 부담감을 주어 말을 꺼내기 어렵습니다.
또한 너무 흥분되어있거나, 침착하지 못한 음성은 신뢰감을 주기 어려운 음색입니다.

목소리는 듣는 사람의 마음을 동요하는데 중요한 역할을 합니다.
말의 단어와 언어보다 상대방의 감성과 직접 연관되는 것은 음성, 바로 목소리이기 때문입니다.
밝고 상냥한 목소리를 내려고 노력한다면 상대방이 함께 즐겁고 경쾌한 기분을 느낄 것입니다.

사람들과 대화를 나누다 보면 밝고 상쾌한 기분을 주는 상대방의 음성은 '솔' 톤으로 약간 높은 톤입니다.
'솔' 톤은 자신의 평소 목소리 보다 약간 높이는 목소리의 톤으로 상대방에게 활기 있고 명랑한 기분을 느끼게 합니다. 목소리가 밝고 예의 바른 음성은 어떻게 가능할까요?

라디오 DJ가 좋은 음성으로 방송을 하는 비결 한 가지는 방송 중 늘 거울을 보면서 밝은 표정을 짓는 연습을 먼저 한다고 합니다.

5. 병원 근무 예절

1) 환자 응대

병원은 몸과 마음이 성치 못한 사람들이 치료를 목적으로 찾아오는 곳으로 질병으로 인한 고통과 병원에 대한 불안감을 갖고 병원을 찾으면 작은 일에도 흥분하기 쉽다. 병원에 근무하는 직원으로서 아픔을 가진 환자를 대하는 직장의 성격을 잘 이해하고 자신이 속한 부서에서 사명감을 가지고 근무하여야 한다.

(1) 환자의 심리

모든 직원들은 먼저 환자의 입장에서 병원을 찾는 환자들의 마음 즉, 환자의 심리 상태를 읽으면 좀 더 편안하고 능률적이게 업무를 수행할 수 있다.

① 건강해지고 싶다.

② 병에 대한 또는 치료에 대한 불안감을 가지고 있다.

③ 친절한 대우를 받고 싶어한다.

④ 치료비 걱정을 하게 된다.

⑤ **책임있는 대우를 받고 싶어한다.**

환자는 자기의 병세에 대하여 친절한 상담을 할 수 있기를 원한다.

의사와 간호사에게 문의할 수 없을 때 타 직원을 통하여 알고 싶어한다.

이것에 대하여 최대한 친절히 대답하여 주고 전문적인 설명은 주치의사에게 듣도록 안내해준다.

⑥ **기다리지 않고 신속히 치료 받기를 원한다.**

환자들이 가능하면 기다리지 않고 신속하게 치료받기를 원한다.

응급환자나 수술이나 회진 등으로 진료가 지연될 경우에 충분한 설명과 기다리게 해서 미안하다는 인사말을 잊지 않아야 한다.

환자들은 자신이 병원에 아는 사람이 있을때 자신은 모든 면에서 특별한 대우를 받게 될 것이라는 생각에 큰 위안을 갖게 되지만 그렇지 못한 환자는 반대로 그런 환자들 때문에 자신은 마치 어떤 불이익이나 손해를 보지 않을까 하고 불안해 하게 된다. 따라서 직원은 모든 환자에게 동등한 대우로 똑같이 대해주어야 하며 혹 가족이나 아는 사람이 외래 또는 입원하였을 때에도 다른 환자에게 위화감이나 불쾌감을 주지 않도록 각별히 신경 써서 행동하여야 한다.

⑦ **자신의 질명에 대해 알려지기를 싫어한다.**

환자는 자기의 질병에 대하여 비밀을 지키고 싶어하므로, 의무기록을 소중히 다루고 내용이 타인에게 알려지지 않도록 주의해야 한다.

(2) 환자응대의 기본적인 마음가짐

① **환자의 입장에서 응대하자**

환자의 심리를 이해할 수 있으면 환자의 입장에서 응대한다는 것을 의식하지 않아도 자연히 친절하게 될 것이다.

환자가 치료를 받고 있는 동안 불편함이 없도록 주의해서 관찰하고 부드럽고 상냥한 표정으로 대하여 "문의사항이 있으시면 언제라도 말씀하시면 최선을 다하여 도와드리겠습니다"라는 말을 잊지 않아야 한다.

검사, 수술, 그 외에 다른 의료행위를 시행할 때 자세히 설명을 하여 공포심과 불안감이 없도록 심리적인 위안을 잘해 주도록 힘쓴다.

② **좋은 응대는 환자를 위한 진실한 성의에서 우러난다.**

무성의한 태도는 어떠한 테크닉을 써도 환자는 형식적인 응대라는 것을 본능적으로 알게 된다.

우리 마음 깊숙히 우러나는 좋은 응대란 성의가 중심이 되는 것이므로 명실공히 좋은 응대를 하기위해서는 성의있는 태도, 민첩한 동작, 평온한 표정, 상냥한 언어 등 4가지 사항을 잘 조화시키는 것이 필요한다.

③ **신속한 처리**

환자들은 민첩한 동작과 빠른 손놀림으로 신속한 처리를 바라고 있는데 업무 처리하는 직원이 동료와 잡담을 하거나 사적 전화를 받거나 업무처리에 무관심하고 있다면 두 번 다시 우리 병원에 오고 싶은 생각이 없어질 것이다.

④ **상냥한 표정**

항상 웃는 표정은 환자에게 안도감과 호감을 준다.

눈의 초점은 환자에게 향하도록 하여야 한다.

⑤ **잘 듣는 태도**

귀를 기울여 환자의 말을 잘 들어주는 태도는 친절의 가장 기본이며 의사소통의 과정에서 매우 중요한 일이다.

마음으로 환자의 인격을 존중하는 태도로 이해하여 듣는다.

말을 중간에 잘라서 중단시키지 않는다.

이야기를 잘 듣지 않고 빨리 처리하려고 하지 않는다.

말을 듣는 도중 수긍하거나 적당한 질문을 한다.

시간이 바쁠 때에는 환자의 말을 다 들어 준다는 것은 어려운 일이므로 이때 지혜롭게 요점만 말하도록 이해시킨다.

⑥ **좋은 언어**

정확하고 알기 쉬운 말로 해야 한다.

특히 병원에서는 전문용어(의학용어)가 많이 사용되는데 환자에게 사용하는 경우 이해하기 어려워 반감을 사기 쉽다.

또한 환자의 심리상, 전문용어를 알아듣게 되었을 때는 "별것도 아닌 것을 어렵게 표현한다."며 오히려 위화감을 느끼게 되며 반대로 못 알아들을 때는 "혹 중병이 아닌가"하는 생각 등으로 극도로 긴장하고 불안해하게 된다.

(3) 리셉션 직원의 기본자세

① **리셉션 직원의 기본자세**

㉠ 건강 – 평소 마음의 안정에 힘쓰고 명랑한 분위기를 발휘하도록 건강을 유지해

야 한다.

㉡ **투철한 서비스 정신** – 친절히 환자나 손님을 응대하는 것이 임무라는 투철한 마음가짐을 가져야 한다.

㉢ **원만한 성격** – 인간성이 원만하여 상대방에게 좋은 인상을 줄 수 있어야 한다.

㉣ **분석과 판단능력** – 환자나 손님은 각각 다른 성격과 개성을 가지고 있기 때문에 그에 맞는 서비스의 기술로서 그 마음 속을 측량하고 접근하는 기술을 가져야 한다.

㉤ **눈치 있는 행동** – 환자나 손님과 대화하는 동안에 상대의 심리파악을 잘 함으로써 상대의 의견에 따라 행동을 취할 수 있어야 한다.

② **지식**

㉠ **업무취급에 대한 지식** – 취급하고 있는 업무에 대한 충분하고 해박한 지식을 가지고 있어야 한다.

㉡ **환자나 손님에 대한 인식** – 환자나 손님에 대한 정확한 인식이 필요하다.

㉢ **서비스의 본질이해** – 서비스는 사회나 대중의 복지에 기여하는 기술이다.
– 상대방, 즉 환자나 손님의 이익에 봉사하는 기술이다.
– 따라서 서비스의 활용여부는 근무성적과 비례한다.
– 서비스 기법에 대한 정확한 인식을 가져야 한다.

③ **태도**

㉠ 어떤 환자나 손님이라도 설득할 수 있다는 신념을 가져야 한다.

㉡ 성실한 태도로 대화 자세를 가져야 한다.

㉢ 친절하고 공손한 태도로 부담 없이 대화하여야 한다.

(4) 리셉션 직원의 자세

① **리셉션 응대의 기본**(맞이할 때)

항상 일어서서 맞이하자.

접수가 바쁠 때(아무리 바쁠 때라도 친절한 태도를 잊어서는 안된다.) 기다려야 할 환자에게는 "죄송하지만 잠시만 기다려 주십시오"하며 데스크 일을 빨리 처리하도록 한다.

잘못 찾아온 환자나 손님에게는 (환자나 손님의 용무가 자기 담당업무와 관련이 없는 경우) 앉아서 "저쪽 입니다" 보다는 선뜻 일어서서 "이쪽으로 가십시오"하고 친절히 안내한다.

환자나 손님을 기억한다.

환자나 손님은 자기를 알아주기를 원한다.

"OOO 손님 또는 OOO선생님 어서 오십시요"하고 환자의 이름을 기억하여 맞이함으로써 친근감이 있도록 한다.

② 환자의 대화 시에 유의할 점

㉠ 부정문 보다 긍정문을 사용한다.

X : OOO은 안됩니다.

O : OOO은입니다.

㉡ 명령문 보다 의뢰문을 사용한다.

X : OOO 잠깐만 기다리세요

O : OOO 죄송합니다만 먼저 오신분이 진료를 받는 중이오니 잠시만 기다려 주시겠습니까?

㉢ 외래어를 함부로 쓰지 않는다.

㉣ 정확하고 알기 쉬운 말로 표현한다.

2) 명랑한 근무 분위기를 위한 직장예절

병원은 무엇보다 소중한 인간의 생명을 다루며 뚜렷한 사명감과 봉사 정신을 기초로 전문업무 구별이 명확한 팀웍 집단이다.

도한 병원은 종적, 횡적 인간 관계가 다른 직장에 비하여 복잡하고 진료부, 진료지원부, 관리부 기타 부서 등 조직이 다양한 만큼 서로간의 협조가 절실한 조직이다.

(1) 직장 내 인간관계

① 직장 내 인간관계의 독립성

㉠ 병원에는 의사, 간호사, 의료기사, 약사, 사무원, 선배, 후배등 종적, 횡적관계로 이루어져 있다.

㉡ 종적인 연결뿐만 아니라 자기 동료와의 횡적인 연결로서 구성되어 있다.

㉢ 감독하는 입장과 감독을 받는 입장에 있는 사람이 있다.

㉣ 연령, 학력, 지식, 업적, 경험, 성격, 취미, 기호 등이 서로 다른 사람으로 구성되어 있다.

② 이상적인 병원직장은

㉠ 사기가 높은 병원

㉡ 우리들 의식이 있을 것

㉢ 같은 일을 하고 있다는 공통의 정열이 느껴질 것

㉣ 실패나 곤란한 상황에 대해 특히 강한 힘을 발휘할 것

③ 경쟁과 협조

병원에서 서로에게 영향을 주는 현상으로서는 '경쟁'과 '협조'가 있다. 이것은 둘 다 필요한 것이다.

(2) 병원 근무 직원의 기본예절

① 병원의 직장 규율

㉠ 병원의 규율은 철저히 지킨다.

㉡ 병원의 복무규정, 상사의 지시, 명령을 확실히 지키는 행동이 필요하다.

② **출근**

㉠ 늦어도 업무개시 10분전까지 출근한다.

㉡ 기운차고, 명랑하고 상쾌한 기분으로 하루를 시작한다.

㉢ 동료에게 인사를 꼭 한다.(안녕하십니까?)

③ **근무 중의 태도**

㉠ 모든 동작은 언제나 조용하게 한다.

㉡ 대화는 간결하게 낮은 목소리로 하고 큰소리를 내거나 웃음소리는 삼간다.

㉢ 상대가 대화 중일 때는 사과를 하고 그 다음에 용건을 말한다.
(대화중에 실례입니다만...)

㉣ 일을 하고 있는 직원에게 말을 걸때는 상대의 이름을 불러서 말한다.

㉤ 근무 중 자세는 단정하고 의자는 앞으로 바싹 당겨서 앉도록 한다.

㉥ 책상에 비스듬히 기대어 일을 하거나 턱을 괴고 일을 한다는 것은 마음이 해이하다는 뜻이다.

㉦ 외출할 때는 행선지, 용건, 소요시간, 전화번호 등을 옆자리 동료에게 알리고 외출한다.
(게시판에 기재 및 직속상사의 허락을 득한다.)

㉧ 병원 내 통로에서 부득이한 경우 이외에는 뛰지 말고 조용히 걷도록 한다.
복도나 계단에서 상사나 손님을 만났을 때에는 잠깐 머물러 서서 목례를 하며, 좁은 곳에서는 옆으로 비켜서서 길을 양보하도록 한다.
급한 일로 상사를 앞질러 가야 할 때에는 "실례합니다"라는 인사를 한다.
여러 사람이 옆으로 나란히 서서 통로를 막고 가는 일이 없어야 한다.
상사나 환자, 손님과 나란히 걸을 대는 상대의 좌측에 서서 걷는다. 그러하지 못한 경우는 3보 뒤에서 걷는다.

④ **일과를 끝내고 퇴근 시**

㉠ 퇴근시간 전에 미리 서두르지 않는다.

㉡ 책상 위를 잘 정리 정돈한다.

㉢ 책상서랍을 잠근 후 확인한다.

㉣ 의자를 책상 안으로 집어넣는다.

㉤ 상사나 동료들에게 다정한 인사를 교환한다.("먼저 퇴근 하겠습니다")

⑤ **공과 사를 정확하게**

㉠ 병원 전화를 사적으로 쓰지 않는다.

㉡ 병원의 소모품을 사적으로 쓰지 않는다.

㉢ 근무시간을 사적으로 쓰지 않는다.

⑥ **직장용어 사용법**

	바람직하지 않은 용어	바람직한 용어
1	우리병원	
2	너희 병원	
3	데리고 온 사람	
4	누구십니까?	
5	ㅇㅇ씨 입니까?	
6	무슨 용건 입니까?	
7	잠깐 기다려 주십시오	
8	(담당자는)곧 옵니다	
9	자리에 없습니다	
10	외출중입니다	
11	돌아오면 말해 두겠습니다	
12	또 와주시겠습니까?	
13	이쪽에서 가겠습니다	
14	전화주십시오	
15	다시 한번 말해 주십시오	
16	알았습니다	
17	모르겠습니다	
18	알고 있습니다	

	바람직하지 않은 용어	바람직한 용어
19	할 수 없습니다	
20	미안합니다	
21	없습니다	
22	일주일 정도 걸립니다	
23	시간있어요?	
24	알아봐 주십시오	
25	이쪽으로 오십시오	

⑦ **병원 내 비품 및 시설물**

㉠ 비품 및 시설물은 사용방법을 확실히 익히고, 소중하고 조심성 있게 다룬다.

㉡ 사용 후에는 반드시 제자리에 둔다.

㉢ 빌려 쓰고 돌려 줄때는 반드시 잘 썼다는 인사를 잊지 않는다.

㉣ 비품 및 시설물을 내 것처럼 아낀다.

⑧ **예의바른 말씨**

㉠ 경쾌한 기분으로 침착하게 말한다.

㉡ 발음은 음성과 억양에 주의하여 속도와 간격을 두어 정확하게 한다.

㉢ 필요 없는 말 “에, 저, 또, 음” 등을 하지 않는다.

㉣ 전문용어나 외래어 사용은 꼭 필요한 경우 외에는 피한다.

㉤ 속어나 유행어 사용을 피한다.

㉥ 말의 순서를 생각해서 요점만 간결 명확하게 말한다.

㉦ 듣는 이의 입장을 고려하여 성의 있게 상대방의 눈을 보며 말한다.

㉧ 이야기 도중 일을 하거나 발을 책상에 얹거나 턱을 괴거나 하지 않는다.

(3) 방문객을 맞이하는 말씨

① **손님을 맞이할 때**

“어서 오십시오”

"실례합니다만, 어디서 오셨습니까?"
"실례합니다만 어떤 용무로 오셨습니까?"

② **방문객이 찾는 직원이 부재 시**
부재 사유를 분명히 알아보고 돌아 올 예정시간을 알려주도록 한다.
다른 사람이 대신할 수 있는지의 여부를 알아본 후 처리한다.

③ **회의 중일 때**
곧 끝날 예정인 경우에는 잠시 기다리게 하고, 회의가 길어질 것 같으면 사정 설명 후 재방문 의사를 묻거나, 회의 후 찾는 직원이 곧 연락을 드리겠다고 하고 연락처를 메모한다.

(4) 엘리베이터 이용

① 대기하는 사람이 많을 경우에는 먼저 환자나 손님, 그리고 상위자에게 자리를 양보하는 세심한 마음 씀씀이가 바람직하다.
② 안내양이 없을 경우에는 하위자가 먼저 타고 나중에 내리면서 여닫이 단추를 눌러 상위자가 타고 내리는데 불편이 없도록 한다.
③ 안내양이 있을 경우에는 하위자가 나중에 타면서 "OO층 부탁합니다."라고 이야기를 하되 원하는 층에 도착했을 때는 먼저 내려서 입구에서 기다린다.
④ 엘리베이터의 상석은 들어가서 좌측 뒤 편 모서리이다.
⑤ 커피잔 등을 들고 타서는 안 되며 안에서 크게 잡담을 하거나 떠드는 행위도 삼간다.
⑥ 엘리베이터 안에서 상사를 만나면 가볍게 목례를 한다.
⑦ 환자나 고객이 항상 우선 한다.
⑧ 큰소리로 웃거나 잡담을 금한다.
⑨ 엘리베이터 안에서는 업무 이야기나 서류 등을 열고 보지 않는다.
⑩ 엘리베이터가 만원 부저가 울릴 때는 반드시 내가 먼저 내리는 미덕을 갖는다.

(5) 계단을 오르고 내리기

① 난간 쪽을 우선으로 하고 양측에 손잡이가 있을 때는 우측통행으로 한다.

② 좁은 계단에서의 추월하는 것은 피한다.
③ 3명 이상 나란히 걷지 않으며 좁은 계단에서는 종으로 일렬로 걷는다.
④ 계단은 한 단계씩 오르내린다.
⑤ 출근, 퇴근, 의식 집결 때에 많은 사람이 같은 방향으로 이동하는 경우는 한사람 지나갈 부분을 남긴다.
⑥ 손을 주머니에 넣지 않고 걷는다.
⑦ 계단 가운데 서서 이야기 하지 않는다.
⑧ 상사, 외래손님에게 인사할 때에는 올라가는 경우는 2-3단 앞에서 목례하며, 내려가는 경우에는 옆으로 나란하게 도착했을 때 목례한다.
⑨ 양손에 가득 물건을 든 상태에서 계단을 오르내리는 것은 될 수 있는 대로 피한다.

3) 고객 응대 기술

(1) 제1단계

고객을 맞이하는 분위기를 조성한다.

① 시각적 이미지를 관리한다.

리셉션 데스크와 응접실은 물론 진료실 곳곳의 청결과 정리정돈, 의사와 직원의 깔끔한 용모, 자세, 맞이 인사 등이다.

② 청각적 이미지를 관리한다.

고객을 응대하는 목소리와 톤, 화법 등을 말한다.
특히 인사말은 "무엇을 도와 드릴까요?" 나 "안녕하십니까?"가 바람직하다.

(2) 제2단계

고객이 원하는 것이 무엇인가를 탐색한다.

① 고객의 욕구를 파악하기 위해 질문을 한다.

이 때 무조건 기다리지 않게 '빨리 빨리'가 아니라 고객의 상황을 봐 가면서 적당한 페이스를 유지하는 게 중요하다. 한숨 돌릴 틈도 없이 바로 의료보험카드 제시, 진료실 안내를 서두르는 것보다는 부드러운 미소로 "○○○님, 우선 한숨 돌리신 다음 진료실로 안내하겠습니다." 그리고 나서 잠시 후 병원을 찾은 이유를, 증상을 중심으로 질문하고 가장 최근 다른 병원에서 진료를 받은 경험이 있는지 등을 물어보며 좀 더 구체적인 요구사항을 확인한다. 소개자가 있다면 그를 통해 얻은 정보는 지금 이 사람이 우리 병원에 기대하고 있는 가치와 같다는 것을 명심한다.

② 공감적인 경청이 중요하다.

눈을 맞추고 고개를 끄덕이며 듣되 절대 중간에서 말을 자르거나 먼저 설명하려 들지 않는다. 잘 들었다는 표현은 "그러니까~하다는 말씀이시군요."라고 고객의 말을 복창하는 것이다. 이 때 적절한 표정 관리 또한 이해를 확인시키는 증거가 된다.

③ 고객이 안고 있는 문제를 해결하기 위한 우선순위를 파악한다.

환자의 주 관심사(C.C. Chief Complaint)에서 핵심을 요약하고 당장 해결해야 할 중요한 일과 급한 일을 선정하여 제시한다, 이 때 비전문가인 환자 입장에서 중요하다고 하는 부분을 전부 무시할 수는 없지만 설득이 필요한 경우 전문가 관점에서 현재 상황과 바람직한 상황의 차이를 설명하고 중요하고도 급한 순위를 설명하되 결국 환자가 옳은 선택을 하도록 도와주는 것이 코디네이터의 역할이다.

(3) 제3단계

고객이 원하는 기대 이상의 것을 제공한다.

① 상황에 맞는 적절한 정보를 제공한다.

이 때 의사나 직원, 코디네이터 모두 일관성 있는 정보를 제공하는 것이 중요한데 특히 치료비는 누가 얘기하든지 일치해야 고객이 신뢰 할 수 있다. 또한 묻기 전에 한 단계 앞서 설명해 주면 고객은 우리를 더욱 믿게 된다.

② **후속적인 서비스를 제공한다.**

적당한 센스를 발휘하여 지속적인 관심을 표현하는 것이 중요하다. 적극적인 병원에 거부감을 느끼는 고객의 경우 상담 후 계속 전화를 걸어 치료 받기로 결정했는지 묻는 것 보다는 휴대전화로 안부를 묻는 문자 메시지를 보내는 것도 좋은 방법이다.

(4) 제4단계

고객의 만족도를 확인한다.

① **만족했는지 질문하여 확인한다.**

진료서비스에 대한 만족도는 설문지를 만들어 고객이 직접 작성하게 하는 것보다 치료 후 몇 가지 중요한 사항을 바로바로 질문하고 결과를 확인하는 게 중요하다.

형식적인 설문지 100장 보다 치료를 마친 환자 한 사람에게서 얻은 정보가 훨씬 유용하는 뜻이다.

치료 받는 도중 아프지는 않았는지, 사전설명이 충분했는지, 다시 치료를 받는다면 오늘 담당자에게 받을 지 등등을 확인하고 이 과정에서 불만족한 경험은 구체적으로 어떤 점인지 확인, 설명하고 후속조치 한다.

② **치료 과정을 다시 한 번 설명하고 그 결과를 재확인해 준다.**

이때 고객이 오늘 치료의 목적과 결과를 잘 이해하고 있는 지 다시 한 번 확인한다.

명함을 주면서 담당자 이름과 연락처를 다시 정확하게 알려주고 궁금한 점은 언제든지 연락해 주기를 부탁한다.

③ **감사 인사로 마무리 짓는다.**

“수고하셨습니다.”는 나보다 아랫사람에게 하는 인사다. 또한 형식적인 인사보다는 한 번이라도 더 눈을 마주보고 웃으며 “덕분에 오늘 치료가 잘 끝났습니다.”라는 인사가 듣기 좋다.

“쉽지 않은 치료였는데 오늘 아주 잘 참아내셨습니다, 어쩜 그렇게 인내심이 많으세요?” 라고 칭찬의 말과 함께 존경심을 표현하는 것도 좋다.

4) 고객을 맞이하는 기본 요령

(1) 고객 맞이 시

① 바른 자세로 밝고 명랑한 목소리로 인사를 한다.

② 미소 가득한 표정으로 맞이한다.

③ 복창하면서 상대방을 확인한다.

고객을 맞이하는 응대의 5단계

- 처음 맞이하는 단계
- 상대를 확인하고 용건을 듣는 단계
- 판단하는 단계
- 처리하는 단계
- 만족을 주었는지 아닌지를 확인하는 단계

(2) 고객 안내 시

① 인사를 하고 행선지를 말해준다.

② 두서너 걸음 앞에서 걷는다.

③ 뒤따라오는 고객에게 계속 마음을 쓴다.

④ 자리에 착석 시에는 윗자리에 앉도록 권한다.

⑤ 방에서 물러날 때는 문 가까이까지 온 후 돌아다보면서 가볍게 인사하고 물러난다.

(3) 명함의 교환과 취급

① 가벼운 인사를 하며 양손으로 정중히 받는다.

② 받은 명함은 인사한 상체를 바로 함과 동시에 정중히 본다.

③ 회사명과 이름이 틀리지 않도록 조심하여 올바르게 읽어 보인다.

④ 회사명, 이름에 잘 모르는 한자가 있을 때는 정중히 묻는다.

(4) 고객서비스를 위한 3대 응대용어

① 예, 곧 해드리겠습니다.

② 고맙습니다. 감사합니다.

③ 죄송합니다.

5) 의료 서비스 고객 응대 매뉴얼

고객을 응대하는 매 순간을 접점별로 분석해서 표준안을 도출해 놓은 의료 서비스 매뉴얼은 병원의 전 임직원이 공유함으로써 보다 세련된 응대를 신속하게 제공할 수 있다.

상황	바람직한 고객 응대	바람직하지 않은 고객 응대
전화 통화 중인데 고객이 질문을 할 때	① (통화 중) 죄송합니다. 잠시만 기다려 주십시오. ② (통화 후) 기다리게 해서 죄송합니다. 다시 한번 말씀해 주시겠습니까?	① 대답없이 무시하고 계속 통화한다. ② "기다리세요."라고 한다. ③ "나중에 오세요."라고 한다.

시간으로 따져보면 1분도 채 되지 않은 시간에 고객은 직원에게 무시를 당했다고 생각할 수도 있고, 통화 중에 재촉한 본인의 행동에 성의 있게 응대하는 직원의 배려에 좋은 인상을 받을 수도 있다.

이렇게 짧은 순간에 이루어지는 작은 응대들은 진료를 마치고 돌아갈 때 병원에 대한 하나의 큰 이미지로 각인되는 것이다.

6) 고객 응대 실습

① 검사 결과를 알려 달라고 부탁하는 경우

▶ 검사 결과를 궁금해 하는 환자의 마음을 이해하고 확인할 수 있는 방법을 설명해 드린다.

▷ 검사 결과가 궁금하시죠? 진료실에 들어가시면 의사 선생님이 알려 드릴 겁니

다. 잠시만 기다려 주시겠습니까?

② 돈이 부족하다고 할 경우

▶ 돈에 맞추어 검사를 받을 수 있도록 안내하고 부족한 부분은 다음 방문 시 하실 것을 권유한다.

▷ 네, 그러십니까?
그러시다면 오늘은 00검사와 00검사를 하시고 나머지 검사는 내일 받으시면 되겠습니다.

③ 먼저 진료해 달라고 부탁하는 경우

▶ 병원 규율을 존중해야 함을 표현하고 협조하고 싶은 마음을 표현한다.

▷ 죄송합니다만, 순서에 따라 진료해 드리고 있습니다. 빨리 진료 받으실 수 있도록 도와드리겠으니 조금만 기다려 주시겠습니까?

④ 쿠션 표현

㉠ 고객에게 양해를 구해야 할 때
죄송합니다만~
실례하지만~
힘드시더라도~
번거로우시겠지만~
바쁘시더라도~

㉡ 고객에게 편안한 분위기를 제공하고자 할 때
오늘 날씨가 참 좋지요.
궂은 날씨에 오시느라 힘드셨죠?
휴일은 잘 지내셨습니까?
점심 식사는 맛있게 하셨습니까?

⑤ **플러스 화법**

고객의 만족 여부의 확인과 친근감 표현 및 말하기 어려운 환자의 궁금증 파악 시

불편하신 점은 없으셨습니까?

문의 사항은 없으십니까?

더 궁금하신 점은 없으십니까?

고객의 말에 맞장구 치는 법

우리나라 사람들의 대화술에서 고쳐야 할 것 중 하나가 바로 맞장구에 인색하다는 것이다. 상대방은 열을 올려 신바람 나게 이야기하고 있는데 팔짱만 끼고 멍청히 얼굴만 바라보고 있다가 난데없이 무안을 주는 경우가 많다.

고객의 틀린 점을 지적하고 반박하고 주장을 펴기 보다는 귀담아 들을 줄 아는 아량과 인내가 필요하다.
"아 그러믄요. 그러셨어요. 참 속상 하셨겠어요. 역시 옳은 말씀이십니다." 등등
그때마다 맞장구를 치거나 짧은 질문을 던짐으로써 고객의 신나는 마음에 부채질을 해 줄 줄 알아야 한다.

- 타이밍을 맞추자 맞장구의 타이밍을 맞춤으로써 상대방이 말하는 것에 흥이 나도록 한다.
- 맞장구는 짧게 감정을 넣어서 "그럴듯한데요. 그것 참. 역시. 어머, 정말이십니까?" 등등의 말을 사용한다.
- 맞장구를 멈출 때를 알 것 무조건 맞장구를 친다고 좋은 것이 아니다. 상대가 열을 올리고 있을 때는 맞장구를 잠시 멈춘다.
- 맞장구는 교묘하게 쳐라 상대방으로부터 긍정의 대답을 얻고 싶을 때는 긍정의 말에만 맞장구를 침으로써 대화를 원하는 방향으로 유도할 수 있다.

7) 발췌 – 바람직한 환자관리와 응대(應待)

(1) 치료 중단환자 발생시

대부분의 경우 단 한 번의 검사와 치료만으로 완치가 되는 질병은 흔치 않다. 종결되었다고 판정된 경우조차 일정기간이 지나 재발하는 경우 역시 종종 보게 된다. 더욱이

곤란한 점은 환자들의 자세다. 아픈 그 순간이 지나고 나면 대부분 잊어버리고 만다.

의사의 처방조차 무시해버리고 증상이 사라져 버리면 멋대로 치료를 중단해 버려 다시 증상이 나타났을 때는 상당히 악화 되어 버린 경우가 많다.

특히 각종 부인질환 검사나 소화기 질환 등의 경우 일정기간에 걸쳐 지속적인 확인절차가 필요하다. 이런 환자들을 좀 더 적극적으로 병의원으로 불러들이는 작업은 병의원의 경영 뿐만 아니라 환자 진료에도 큰 도움이 되므로 당장 검토해 볼 필요가 있다.

이미 이를 자각하고 다양한 시도를 하고 있는 일부 병의원들도 있는데 전화나 편지를 활용하는 방법이 가장 많이 쓰이고 있다.

환자의 생일날을 기억해 두었다가 환자의 생일축하와 함께 다시 한 번 내원하여 검사나 치료를 받아보는 것이 좋을 것 같다는 편지를 보내도록 한다.

물론 원장이나 담당 진료과장이 자필로 사인이나 필요한 기록 등을 하도록 하고 문의전화와 문의담당자를 선정하여 보내는 것이 좋다.

이 때 문의담당자는 관련 간호사가 적합할 것이다. 이런 노력을 통하여 치료 중단환자의 발생을 예방할 수 있고 환자의 증대에도 도움이 된다.

(2) 대진(代診)의사의 진료 시

한명의 의사가 원장일 경우인 의원의 경우와 한 진료과목에 단 한명의 과장이 근무하는 병의원이 대부분이다. 이런 병의원에서 해당과장이나 원장이 국내외의 각종 학회나 외부행사에 참가하게 되어 부득이 하게 자리를 비워야 하는 경우가 가끔 있다. 그런데 이럴 때 방문한 환자들의 재 내원율은 평상시에 비해 훨씬 낮다.

무엇보다 환자와 의사 사이에 제일 중요한 상호신뢰감을 유지하기가 쉽지 않을 뿐 아니라 환자에 대한 정보 역시 부족하기 때문이다. 게다가 대진의사의 주인의식이 부족하기 십상이다.

이럴 경우 반드시 담당 간호사가 환자에게 충분한 설명을 하도록 하고 대진의사와 환자간의 사소한 다툼이라도 생기지 않도록 각별한 관심을 기울이도록 한다.

병원의 경우라면 수간호사나 간호과장이 별도의 라운딩을 하여 진료실의 분위기를 안정시켜주려는 노력이 필요하다.

특히 초진환자의 경우 반드시 다음 진료과장에게 인계될 수 있도록 각별한 주의를 기울이도록 한다.

(3) 환자와의 커뮤니케이션

입원환자의 챠트는 재발의 경우 매우 중요하다.

챠트는 SP(Sales Promotion)의 도구가 된다.

성명, 생년월일, 주소, 보험의 종류 등을 기입하게 되는데 프라이버시의 문제를 잘 고려한다면 챠트를 통한 고객관리는 그 효과가 크다.

그리고 입원환자가 퇴원한 후 일정기간이 지나면 그 후의 경과를 묻는 편지를 보내도록 한다.

상태가 나쁜 곳이 있으면 언제라도 내원해 달라는 이야기와 상담이 가능한 담당의사와 간호사를 명기하도록 한다. 그렇게 하여 한 번 내원한 환자는 평생고객으로 만들도록 한다.

그리고 병의원의 현재 상태를 사회에 널리 알리는 것이 중요하다.

특히, 설비.시설 등의 개선이나 신설을 할 경우에는 신속하게 알리는 것이 좋다.

병의원의 동향을 환자나 사회에 알리는 것은 병의원의 사회적 책임이자 지역사회에서 병의원이 존재해 나가기 위한 필요조건이다.

환자가 병원 내에서 체험한 '불만'을 신속하게 입수할 수 있는 수단을 강구해 두면 병의원 측 생각과 환자 측 생각 사이의 괴리를 최소한으로 방지하는 것이 가능하다.

입원자에의 전화 교환 등 정보사회에 맞추어 환자라 해도 사회로부터 격리하는 것은 불가능해졌고 간호사에게 이를 담당하게 하면 업무가 늘어나 버리게 된다.

우리는 지금까지의 병의원의 흐름과는 다른 흐름을 생각해 내야 할 시대에 처해 있다.

(4) 투병의욕을 높이는 응대

좀 더 다정한 자세와 좀 더 따뜻한 말씨, 좀 더 환자를 생각해주는 사람이 필요하다.

환자에게는 가능한 한 자주 말을 건네며 커뮤니케이션을 취하는 것이 무엇보다 중요하다. 다양한 종류의 환자들을 돌보고 있는 간호사들도 물론 힘들겠지만 정말로 마음에 상처를 받고 있는 쪽이 어느 쪽인지 한 번 생각해 볼 필요가 있다.

심신 양면으로 실망의 늪에 빠져 있는 환자의 마음을 달래주려 하지 않고 상대를 억누

르려고만 해서는 안 된다.

환자 자신에게 '회복할거야' '나을 수 있어'라는 강한 의지와 용기를 불어 넣어줄 수 있도록 측면에서 원조하는 것이야 말로 간호사의 진정한 역할이 아닐까?

환자의 기분을 참작하고, 이해하고, 공감해 '함께 병마와 싸워 나가요'라고 의욕을 불러일으키는 것이 중요하다.

환자가 병과 싸워나가고자 하는 의욕을 잃게 된다면 그것은 간호사의 심적 치료의 실패라고 할 수 있다.

(5) 환자의 눈을 맞추는 응대

병의원에서는 자칫하면 무엇보다도 중요한 환자의 존재를 무시하는 응대를 당연하게 여기기 쉽다. 예를 들면 슬리퍼나 신문. 잡지 등을 직원이 이용하는 게 아니라고 전혀 신경을 기울이지 않는다든가, 바빠서 일일이 환자들을 확인하고 있을 수 없다든지 하는 일이 비일비재하다. 이러한 응대는 직원들이 각각 자기 멋대로 처신한 결과 발생하는 것이다. 이래서는 환자에게 좋은 평판을 얻어내기란 불가능하다.

의료기관에서의 응대의 기본은 환자에게 불만감. 불신감. 불쾌감. 불안감 등을 주지 않는 것이다. 따라서 하나하나의 서비스에 대한 지표를 상세하게 설정해 두고 실행에 옮기지 않으면 안 된다.

예를 들면, 접수나 회계. 약국 창구 등에서는 반드시 이름을 부를 것, 그것도 두 번씩 아무리 바쁘더라도 상대방의 얼굴을 바라보며 응대하도록 한다.

의료행위나 사무행위를 하기 전후에는 반드시 한마디라도 말을 건넨다는 자세를 명심하자. 응대는 플러스 알파적인 행위이므로 기준을 평균화시켜 '이 정도면 되겠지.'라고 안이하게 생각하지 않는 자세가 중요하다.

특히 창구담당자나 간호사의 역할이 중요한데 창구담당자는 방문하는 환자나 가족 한 사람 한 사람에게 적극적으로 '말'로 알리는 것이 중요하다.

(6) 응대자세는 병의원의 품격

응대는 인간 대 인간의 문제이다. 결코 물건의 거래나 기계를 상대로 하는 것이 아니다. 따라서 인간 대 인간의 관계에는 기본적인 룰이 있기 마련이다. 그 기본이 부족하다면 상대방에게 부정적인 인상을 주게 되어 상대방을 화나게 한다든지 불안하게 만든다든지 불만감을 주게 되어 버리는 것이다. 또 응대 시에 환자와 눈을 마주치려 하지 않는 것은 사무적으로만 업무를 진행하고자 하는 자세를 나타내 환자들에게 불신감을 주게 된다.

깔끔하지 않은 복장, 불손한 말투, 대화 시 존댓말을 쓰지 않는다든지 한다면 환자는 그 사람의 인격을 의심하게 되고 병의원의 품격을 져버리게 되어 결국에는 병의원의 신뢰를 잃어버리기 까지 이르게 될 수도 있는 것이다. 환자에게 불쾌감을 주지 않으려면 인사는 자기가 먼저 나서서 해야 한다.

기본 용어를 확실히 몸에 익히고 있도록 하고 상대의 존재를 인정하고 얼굴을 바라보며 응대하는 것이 좋다. 눈의 표정이나 목소리의 상태, 자그마한 동작이나 손놀림에도 충분히 주의를 기울여야 한다.

이러한 응대의 기본적인 사항들은 하루밤낮에 몸에 베이는 것이 아니라 매일같이 훈련을 쌓아나가지 않으면 안 된다.

제3장

서비스 마인드

1. 의료 서비스 마인드 함양

1) 고객과 서비스

(1) 고객의 정의

① **좁은 의미** : 단순히 우리의 상품과 서비스를 구매하거나 이용하는 손님

② **넓은 의미** : 상품을 생산하고 이용하며 서비스를 제공하는 일련의 과정에 관계된 자기 이 외의 모든 사람

고객은 우리에게 급여를 주는 사람이다.
고객을 위해서 우리가 존재하는 것이다.
고객은 가장 중요한 사람이다.

(2) 서비스의 정의

① **미국 마케팅 학회** – 서비스란 판매 목적으로 제공되거나 또는 상품 판매와 연계해서 제공되는 모든 활동, 편익, 만족이다.

② **블로이스** – 서비스란 제품의 형태를 물리적으로 바꾸지 않고 판매에 제공되는 활동이다. 활동은 편익과 만족을 가져오는 과정으로 파악하고 있다.

③ **라스멜** – 서비스란 시장에서 판매되는 무형의 상품이다.

(3) 서비스의 중요성

GATT의 자료에 의하면 1984년에 이미 미국 경제의 66%, EEC 국가들은 평균 58%가 서비스에 의존하고 있다는 통계가 나와 있다. 한국 경제에서도 서비스가 차지하는 비중이 점차 증가하고 있다.

년도	1974년	1984년	1991년
GNP에서 차지하는 서비스 부문 총생산	50%	57%	64%

(4) 서비스 경제화의 유형

① **신종 서비스 사업의 등장**
  ㉠ 한진 택배 서비스
  ㉡ 데이콤 천리안 통신
  ㉢ 007 서비스 전화 노래방

② **서비스 기업의 보조 서비스 추가**
  ㉠ 항공사 : 상용 고객 우대제, 마일리지
  ㉡ 호텔 : 부대 시설 개발

③ **기존 서비스업의 고급화, 전문화, 다양화**
  ㉠ 빵집 : 베이커리
  ㉡ 은행 : 금융 상품의 다양화

④ **제조업의 서비스 사업 추가**
  ㉠ GM사 : 자금 대여업
  ㉡ 대우전자 : 영화 제작 산업 참가

⑤ **제조 기업의 제품 판매 시 부가되는 서비스**
  ㉠ 컴퓨터사 : 무료 교육

ⓛ 주유소 : 세차 서비스, 포인트제

(5) 서비스 품질의 차원과 정의

① **유형성** : 물리적, 시설, 장비, 직원, 자료의 외양

- 병원의 시설은 매력적인가?
- 병원의 간호사의 복장은 적절한가?
- 내 신용 카드의 명세는 이해하기 쉽게 되어 있는가?
- A/S 기술자가 사용 하는 도구들은 최신 장비인가?

② **신뢰성** : 약속한 서비스를 믿을 수 있고 정확하게 수행하는 능력

- 대부분의 직원이 "잠시만 기다리세요." 하면 5분 이내에 이루어지는가
- 주식 중개인은 매매를 나의 지시에 따라 정확히 이루어지는가
- 나의 신용 명세에는 착오가 없는가
- 가전제품의 고장 시 A/S 한 번에 재 사용이 가능했는가

③ **반응성** : 고객을 기꺼이 돕고 신속한 서비스를 제공하는 것

- 거래 은행은 나의 명세에 문제가 있을 때 신속히 처리해 주는가
- 반품한 상품에 대한 요금은 내 구좌로 신속히 송금되는가
- A/S 할 회사는 A/S 기술자가 도착할 시간을 구체적으로 말해 주는가

④ **능력** : 필요한 기술과 서비스를 수행할 지식의 소유 여부

- 담당 직원은 내가 요구하는 일을 막힘없이 처리해 주는가
- 내가 거래하는 증권회사는 시장 변화 상황을 정확히 추적할 수 있는 연구 능력을 갖추고 있는가
- 신용카드 회사에 전화 했을 때 직원은 나의 질문에 대답할 능력이 있는가
- A/S 기술자는 자신이 하고 있는 일에 대해 정확히 알고 있는 것으로 보이는가
- 병원의 담당자는 나의 궁금한 질문에 대해 명확하게 답할 능력이 있는가

⑤ **예절** : 일선 근무자의 정중함, 존경, 배려 그리고 친근함

- 은행원은 바쁜 업무 중에도 친절한 태도를 보이는가
- 병원에 전화 문의시 바쁜 척하거나 무례하게 대하지는 않는가
- 신용 카드 회사의 직원은 나의 전화에 항상 정중히 답하는가
- 제품의 반품 절차에 대한 전화에 직원은 상세한 절차 설명과 친절하게 대응하는가
- A/S 기술자는 신발의 흙을 털고 들어오는가, 수리 후 정중한 인사를 하는가

⑥ **신빙성** : 서비스 제공자의 신뢰성과 정직성

- 나의 거래 은행의 평판은 좋은가
- 물건에 대한 강매를 가하지는 않는가
- 신용 카드사에서 부과한 요금이나 이율이 제공된 서비스와 일치하는가
- A/S 안내서에 기재된 내용과 일치하게 보증하는가

⑦ **안정성** : 위험, 의심의 가능성이 없는 것

- 자동 입출기를 안심하고 사용할 수 있는가
- 증권 회사는 나의 주식이 어디에 있는지 파악하고 있는가
- 내 신용 카드가 승인 없이 사용될 가능성은 없는가
- A/S가 완벽하게 되었다고 확신 할 수 있는가

⑧ **가용성** : 접촉 가능성과 접촉 용이성

- 문제 발생 시 담당 관리자와의 상담이 용이한가
- 주식 중개인과 전화 연결이 용이한가
- 신용 카드사는 24시간 전화를 받으며 수신인 부담 전화번호를 갖고 있는가
- A/S사의 시설은 편리한 위치와 가까운 동선에 각각 배치되어 있는가

⑨ **커뮤니케이션** : 고객들이 이해하기 쉬운 고객 언어로 의사소통 하는 것과 고객의 말에 귀를 기울이는 것

- 대출부 직원은 담보 대출과 관련된 상품에 대해 이해가 쉽게 설명해 줄 수 있는가

- 주식 중개인은 이해가 쉽게 설명해 주려고 노력하는가
- 신용 카드 회사에 전화시 제대로 알기 쉽게 대답해 주는가
- A/S사는 약속시간을 지키기가 어려울 때 그 내용을 전화해 주는가

⑩ **고객 이해** : 고객의 욕구를 알기 위해 노력하는 것

- 은행 직원들은 나를 단골로 아는가
- 주식 중개인은 나의 재산상의 목적이 무엇인지를 구체적으로 알고 있는가
- 신용 카드 회사가 설정한 나의 신용 한도가 너무 낮거나 감당하기 어려울 만큼 높지는 않은가
- A/S사는 갑작스레 변경된 나의 스케줄에 조정할 수 있는 융통성이 있는가

고객만족이 필요한 이유

- 불필요한 지출 감소, 원가 절감, 고객의 서비스 선호
- 판매비용 절감, 광고효과

2) 서비스 패러독스(Service paradox)

(1) 서비스 패러독스란

과거에 배해 풍요롭고 경제적인 부를 누리며 더 많은 자유 시간을 갖고 더 나은 서비스를 제공 받음에도 불구하고, 제공 받은 서비스에 대해 소비자들이 불평하는 것을 볼 수 있는데, 더 나은 환경속에서 제공되는 서비스에 대해 서비스가 악화된다는 것은 역설적이라고 볼 수 있기 때문에 이것을 서비스 패러독스라고 할 수 있다.

(2) 서비스 패러독스의 원인

① 서비스의 공업화

기계와 시스템 기술 이용 및 표준화로 노동력을 절약하고 균일한 서비스를 대량으로

생산하므로 종업원의 자유 재량이나 서비스의 기본인 인간적 서비스가 결여되며 풍요로운 서비스 경제 속에 서비스 빈곤이라는 인식을 낳게 된다.

② **서비스의 동질화**

획일적인 서비스를 제공하고 상황에 따라 유연하게 대응하지 못하고 경직되는 위험을 지니고 있다. 무리하게 서비스의 균일성을 추구하다 보니 서비스의 핵심인 개별성을 상실하게 된 것이다.

③ **서비스의 인간성 상실**

제조업과는 달리 종업원의 사시저하나 정신적 피로는 즉각적으로 서비스의 품질에 반영된다. 서비스 생산은 상호 작용적으로 종업원과 고객이 함께 참여 하기 때문이다, 따라서 종업원의 인간성 상실은 제조업의 경우 보다 훨씬 더 심각한 문제가 된다.

④ **기술의 복잡화**

소비자나 종업원이 기술의 진보를 따라가지 못한다.

⑤ **종업원 확보의 악순환**

인력 확보가 힘들어지기 때문에 기업은 고객과 접하는 최 일선의 종업원을 충분한 교육 훈련 없이 채용하게 된다.

(3) 서비스 패러독스 탈피 방안

① 3S'(sincertity, speed, smile)

서비스에는 성의((sincertity), 스피드(speed), 스마일(smile) 3S'가 있어야 한다. 밝고 상냥한 미소로 성의 있고 신속하게 서비스를 제공해야 한다.

② E(energy)

서비스에는 열정이 있어야 한다. 열정적인 마인드로 활기하게 고객 응대를 하면 고객의 인상에 큰 영향을 준다.

③ R(revolutionary)
서비스는 늘 혁신적 개혁적이어야 한다.

④ V(valuable)
서비스는 주고 받는 상호에게 이익이 되고 가치가 있어야 한다.

⑤ I(impressive)
서비스는 기쁨, 감동, 감명이 있고, 인상적이어야 한다.

⑥ C(communication)
서비스는 쌍방 상호 커뮤니케이션이 필요하다.

⑦ E(entertainment)
서비스는 만능 탤런트가 되어야 한다.

2. 고객 만족

1) 고객 만족

(1) 고객 만족의 정의

고객의 욕구(Needs)와 기대(Expect)에 최대한 부응하여 그 결과로서 상품과 서비스의 재구입이 이루어지고 아울러 고객의 신뢰감이 연속적으로 이어지는 상태를 말한다.

고객 만족도 향상을 위한 품질의 3요인인 제품 품질, 영업 품질, 서비스 품질은 상호 연관되어 있어 종합적으로 조화가 되어 고객 만족으로 이루어져야 한다.

① **제품 품질** : 성능 및 사용 방법을 구현한 하드 웨어 품질
② **영업 품질** : 고객이 제품을 구입한 점포 및 영업 사원 등은 고객이 접하는 환경과 분위기
③ 서비스 품질은 고객으로부터 신뢰를 획득하기 위한 휴먼 웨어 품질

고객을 만족시켜 주는 사원이 최상의 영업사원이며, 만족한 고객을 늘려 나가는 것이 최상의 서비스 전략이다.

(2) 고객의 기본적 욕구

생활수준이 높아질수록 문화적, 정신적 측면을 중시하고 시간 및 서비스 가치를 중시한다.

① 기억되기를 바란다.
② 환영받고 싶어한다.
③ 관심을 바란다.
④ 중요한 사람으로 인식되기를 바란다.
⑤ 편안해지고 싶어한다.
⑥ 존경받고 싶어한다.
⑦ 칭찬받고 싶어한다.
⑧ 기대와 요구를 수용해주기를 바란다.

(3) 고객 서비스

① **무형성** : 보이지 않는다.
② **동시성** : 생산과 소비가 동시에 발생한다.
③ **인간 주체**(비표준화) : 사람에 의존한다.

(4) 고객의 사전 기대에 강하게 영향을 미치는 요소

① 이전에 서비스를 받고 스스로 만족했던 체험
② 이해 관계가 없는 제3자의 의견

③ 다른 업체로부터 받아온 과거 경험의 평균치(보통의 서비스)
④ 광고 선전, 영업 사원의 판매 화술

질 높은 서비스는 적극적이고 계속적으로 고객의 잠재된 욕구(Seeds)와 현재 욕구(Needs), Needs 보다 강한 Want를 만족시키기 위해 철저한 기계화와 인간화의 조화로 만드는 하나의 상품이다. 고객 서비스의 기본은 그 어떤 훌륭한 시스템과 이론보다도 고객의 마음을 움직이는 작은 미소와 몸짓에 있다.

〈질 높은 서비스 체크 리스트〉

1. 쾌적한가?
2. 안심 할 수 있는가?
3. 즐거운가?
4. 청결한가?
5. 편리한가?
6. 재미있는가?
7. 스피드한가?
8. 밝고 명랑한가?
9. 안전한가?
10. 여유 있는가?
11. 리듬이 있는가?
12. 생동적인가?

속담 속에 담겨있는 서비스 교훈

- **가랑비에 옷 젖는 줄 모른다.**
  - 불성실한 서비스는 나쁜 결과를 가져온다.
  - 평상시 무의식적으로 내뱉은 말 한마디가 계속되어 쌓이면 회복 할 수 없는 구제불능이 될 수도 있다.
- **콩 심은데 콩 나고 팥 심은데 팥 난다.**
  - 명심보감에도 나오는 표현이지만 평소 꾸준히 상대방에게 좋은 매너로 서비스를 제공하면 좋은 결과를 가져오며 꾸준히 수준 높은 서비스를 고객에게 제공하면 만족해 할 것이다.
- **꽃이 좋아야 나비가 보인다.**
  - 훌륭한 대화 테크닉과 매너 있는 멋진 복장을 갖추고 있으면 주위에 서비스를 받고자 하는 고객들이 하나 둘 씩 모이게 된다. 매너도 부족해 보이고 복장도 불량해 보이면 누가 당신에게 다가 오겠는가? 서비스 제공자가 훌륭해 보여야 고객도 몰려온다는 뜻이다.
- **꿈이 꾸어야 님을 보지**
  - 가만히 앉아서 고객이 오기만 기다려서는 안 된다. 정성을 다하는 서비스와 고객에 대한 최상의 서비스를 준비해 놓지 않고서야 어찌 고객이 오기를 기다리겠는가?

- **눈 먹는 토끼, 얼음 먹는 토끼, 제각각이다.**
  - 사람 중에는 말이 많은 사람, 신경질 적인 사람, 말이 없는 사람, 의심이 많은사람, 자존심이 매우 강한 사람 등 제각각이다. 사람은 성정과정 또는 생활 환경이 다르기 때문에 모두 다른 생각을 가지고 있다. 이들을 과연 어떤 대화로 응대해야 원만한 고객관리를 할 수 있는 것인가?
- **달면 삼키고, 쓰면 뱉는다.**
  - 고객관리 또는 인간관계에 있어서 상대방이 좋은 점을 제공하기도 하고, 서비스 제공자에게 불리한 점을 제공하기도 하나 오랜 고객으로 인간관계를 하고자 한다면 현명한 방법으로 고객응대에 임해야 한다.

2) 보도 기사

(1) 기존 서비스 응대 능력의 한계점

① 첫째, 고객의 불만 해소에 초점을 두고 있다.

기존의 서비스가 고객의 불만 해소에 초점을 두고 있다는 증거는 무엇일까? 바로 고객의 불만의 목소리가 크면 클수록 서비스 응대는 더욱 빨라지고 응대의 질은 더욱 좋아지게 된다는 것이다. 가령 치료를 하기 위한 대기 시간이 너무 길다고 해서 병원 내에서 소란을 피우거나 큰 소리를 치게 되면 물론 내키지는 않겠지만 그 사람을 우선적으로 조치하려는 반응을 보이게 된다. 그렇다고 해서 이 사람이 그러한 응대에 대하여 고맙게 생각하기 보다는 오히려 당연시 생각하는 경우가 종종 있다.

그럼에도 불구하고 왜 그러한 불만의 소리가 큰 사람에게 우선적으로 관심을 가지고 조치를 취하는 행동을 나타내 보일까? 많은 서비스 장면에서 일어나고 있는 가장 큰 오해는 불만을 가진 고객을 효과적으로 다뤄야 한다고 생각하고 있다. 왜냐하면 그 사람들이 불만이라는 감정을 다른 사람들에게 전달하게 되면 큰일이라는 생각을 갖고 있기 때문이다. 물론 틀린 말은 아니다.

하지만 과연 병원을 운영하면서 불만을 가지고 큰소리를 내는 사람이 몇 %가 될까? 보통 불만 고객이 5%가 되면 경영이 힘들어지게 된다고 한다. 아직도 병원을 경영하고 있는 경우에는 아마도 대부분 5% 미만이라고 봐도 무방할 것이다.

그렇다면 나머지 고객은 무엇인가?

오히려 나머지 95% 혹은 그 이상의 고객들에게 만족이라는 감정을 준다면 상황은 달라지게 될 것이다. 열 사람 중에서 9명은 다 좋다고 하는데 한 사람도 채 되지 않은 사람이 좋지 않다고 한다면 그것을 신뢰할 수 있겠는가?

고객만족을 이끌어 내려면 나머지 95% 이상이 되는 일반고객들의 입에서 만족이라는 감정이 나오도록 하는데 고심을 하여야 한다.

② 두 번째, 서비스 매너(Manner)를 서비스 응대로 생각하고 있다.

많은 사람들이 서비스라고 하면 맑고 밝은 미소에 경쾌한 목소리 톤으로 손을 앞으로 모으고 인사는 90도로 하는 것이라고 생각하고 있다.

물론 이러한 행위가 나쁘다고 말하는 것은 아니다. 그러나 인사를 90도로 한다고 고객이 만족하는가? 밝고 맑은 미소로 짓고 경쾌한 목소리로 말 하였다고 고객이 만족하는가? 아마도 현장에서 근무하는 사람들이 더 더욱 잘 알고 있을 것이다.

그래서 그러한 분들이 서비스 강사로부터 병원서비스 교육을 받았을 때 이구동성으로 '저건 교육이고 직접 하면 저렇게 안되는데...'라는 표현을 많이 한다. 혹은 '저게 전부가 아닌데...'라고도 한다.

기존의 서비스 교육이 갖고 있는 오류 중 하나가 바로 서비스 매너(Manner)를 서비스 응대의 전부로 착각하고 있다는 것이다. 서비스 매너란 불특정 다수를 대상으로 행하는 획일화 된 행동들이다. 하지만 고객이란 존재는 이러한 획일화 된 행동들에 대하여 긍정적인 정서적 반응을 보이지는 않는다. 때에 따라서는 이러한 획일화된 행동들이 오히려 부정적인 정서적 반응을 보일 때도 있다. 그럴 때에는 아마 서비스 응대자로서 무척이나 당황스러울 것이다. 그러므로 서비스 매너와 서비스 응대를 구분해야 한다.

(2) 고객이 없는 사업은 상상할 수 없다.

지역주민이나 단골고객을 상대하게 되는 소점포 사업의 경우 고객관리는 핵심적인 성공요인이다. 적극적으로 고객관리를 하지 않으면 다수의 업체가 치열하게 경쟁을 하고 있는 고객은 다른 경쟁업체로 보내주는 결과를 가져온다.

① **서비스가 경쟁력이다**

고객들은 점주가 갖고 있는 서비스 정신보다 더 큰 기대 서비스를 가지고 점포를 찾아온다. 그러므로 고객이 무엇을 요구하기 전에 고객의 필요한 부분을 파악하여 서비스를 제공하여야 한다. 가격을 많이 낮춘다고 하더라도 고객이 원하는 서비스 수준은 낮아지지 않는다. 따라서 고급스런 매장 분위기를 유지하면서 밝은 표정으로 손님을 맞아 단골고객을 많이 확보하는 것이 성공의 지름길이다.

② **정보화에 힘쓰라**

고객이 언제 어떤 제품을 구입했고 생일 등 기념일은 언제인지를 알 수 있는 전산화 시스템은 고객관리에 있어서 절대적으로 필요하다. 이와 함께 제품의 주문처리와 재고관리, 정기적으로 고객에게 상품정보를 제공하는 신상품 홍보 마케팅과 고객 불만사항 처리 등을 행하는 것이 바람직하다.

③ **이벤트를 자주 열어라**

재미있고 다양한 게임 이벤트와 고객들을 위한 축하 이벤트를 마련해서 고객들에게 즐거움을 선사해야 한다. 이 같은 이벤트는 고객들에게 특별한 기억을 만들어줌으로써 단골고객이 되게 하는 지름길이다.

④ **점포를 찾은 고객에게 다양한 정보를 제공하라**

단순히 상품만을 판매하는 것이 아니라 그와 관련된 정보도 함께 제공될 필요가 있다. 예를 들어 유아용품을 판매하는 전문점이라면 출산 및 육아정보를 지속적이고 체계적으로 제공한다면 고객의 신뢰를 얻을 수 있다.

⑤ **할인권이나 사은품의 증정으로 재방문을 유도하라**

할인권이나 사은품제도의 활용은 고객확보는 물론 단골고객확보의 지름길이다. 음식업을 예를 들 경우 쿠폰이나 회원카드를 만들어, 적립 포인트에 따라 음식값도 할인해주거나 사은품을 주는 등 다양한 마케팅 전략을 구사할 필요가 있는 것이다. 배달고객의 경우 한번이라도 전화를 준 고객은 번지수와 이름을 기억하여 친근감을 느끼게 하면 단골고객이 될 확률이 높다.

⑥ **고객과의 약속은 끝까지 지켜라**

고객과 한번 약속한 내용은 일시적으로는 손해를 보더라도 약속을 끝까지 지킴으로써 더 큰 이익을 얻어야 한다. 그리고 이유를 불문하고 제품에 만족하지 못한 경우에는 사용하지 않은 부분 만큼 환불해 줌으로써 고객의 신뢰를 확보한다면 더 많은 고객을 유치할 수 있다는 점을 명심해야 한다.

제4장

서비스 커뮤니케이션

1. 효과적인 환자 상담법

1) 고객 상담

(1) 고객 상담의 기본원칙

① 상대방에 맞는 화제를 선택한다.

② 적절하게 상대방을 칭찬한다.

③ 상품은 요령있게 설명한다.

④ 재빨리 본론으로 들어간다.

⑤ 상대방의 말을 열심히 경청한다.

(2) 상담 전 준비사항

① 고객정보(직업, 나이, 성격, 친구관계, 취미 등) 수집

② 상담시간과 장소 선정 및 사전 약속

③ 고객에 맞는 화제 준비

④ 상담내용에 대한 자료 준비 및 연구

(3) 상담 요령

① 자신있게 행동하라.

② 관심의 소재를 정확히 파악하라.

③ 상대방을 진심으로 좋아하라.
④ 똑똑한 척 하지마라.
⑤ 온 몸으로 말하라.
⑥ 자기 이미지를 설정하라.
⑦ 간단, 명료하게 말하라.
⑧ 부드럽게 말하라.
⑨ 눈으로 말하라.
⑩ 칭찬을 하라.
⑪ 열심히 경청하고 맞장구를 쳐라.

2) 성공하는 코디네이터의 7가지 습관

(1) Service mind : 고객을 위해 최선을 다하려는 마음자세
(2) Understanding : 자신의 업무와 고객에 대한 완벽한 이해
(3) Change : 고객의 입장이 되어 자신의 마음을 바꾸어 생각해보는 자세
(4) Control of Emotions : 자신의 감정을 때와 장소에 따라 조절할 수 있는 자세
(5) Enjoy : 자신이 하고 있는 일을 즐기는 마음
(6) Self-Confidence : 항상 업무에 대한 자신을 키우려는 자세
(7) Sense : 순간 순간 상황에 맞는 대처능력을 키우려는 자세

3) 환자와의 대화(상담)시 지켜야 할 10가지 원칙

(1) 환자의 눈을 바라보며 얘기하라(모니터나 구강만 살피며 얘기 하는 것 삼가).

심리적으로 불안할 수밖에 없는 환자는 의사가 자신에게 집중하는 느낌을 받으면 심리적으로 안정이 되고, 상대를 신뢰하게 된다.

(2) 같은 말이면 긍정적으로 얘기하라(극단적이거나 환자를 구박하는 말 삼가).

'다행히 살릴 수 있는 치아가 많아서 전체 틀니는 안 해도 되겠네요'와 같이 같은 표현

이라도 환자를 배려하는 말을 주로 사용해야 한다.

(3) 의학전문용어 사용을 지나치게 하지 말아라(기본용어 정도만 사용).

환자들은 알아듣지 못해도 의사의 설명을 되물어보기 주저하므로 환자들이 알아들을 수 있도록 부연설명을 적절히 하거나 비유법을 사용해야 한다.

(4) 비용과 예약스케줄 등의 자세한 상담은 되도록 직원에게 위임하라.

의사들은 환자에게 있어 절대적인 신뢰를 느껴야 하므로 환자에게 어느 정도 권위를 살리려면 '깍는다… 더내라…' 식의 대화를 해서는 의사의 신뢰나 권위를 지키기 힘들다.

(5) 병원 내 상담전문 스탭이 있을 경우, 환자에게 직접 소개하라.

자신(원장)보다 더 유능한 상담가이며, 더 자세히 상담을 해 줄 것이라는 인식을 환자에게 먼저 심어 주어야 한다. 자신의 스탭을 존중하는 모습 역시 병원 이미지에 큰 도움이 된다.

(6) 신뢰할 있는 이미지(특히 냄새)에 신경 써라.

치과의 이미지는 '화이트'. 지저분한 복장이나 부시시한 머리, 충혈된 눈은 환자에게 선입견을 줄 수 있다. 특히, 술, 담배 냄새의 경우 환자에게 혐오감을 줄 수 있다.

(7) 환자의 말에 귀를 기울여라.

가장 좋은 상담은 상대의 말을 열심히 경청하는 것이다. 일방적으로 환자의 증상이나 치료계획을 설명하기보다 환자의 말을 먼저 충분히 들어야 치료 동의율을 높일 수 있다.

(8) 진료스케줄의 순서를 정확히 설명하라.

여러 가지 치료를 병행 시 치료해야 할 진료와 그 이유, 방법, 치료순서 등을 충분히 설명해야 한다. 특히 환자의 내원동기를 중시하고, 별 것 아닌 증상이어도 환자입장에서 가장 시급한 것이 바로 내원 동기이다.

(9) 진료에 임하기 전 환자기록부를 반드시 확인하라.

스탭 설명만 듣고 바로 진료 시작하면 환자가 불안해한다. 환자 이름을 익혀 'ㅇㅇㅇ님 안녕하세요' 등으로 인사하거나 몇 마디 일상대화를 나누면 훨씬 친근감을 느낄 수 있다.

(10) 진료계획이 바뀔 경우 충분한 설명을 하라.

중간에 치료계획이 바뀌는 경우 환자를 충분히 이해시키고 설명을 하자. 충분한 설명 없이 바뀐 결과만 알려줄 경우, 나중에 컴플레인 대상이 되기 쉽다.

4) 고객 성격 파악과 대응요령

고객의 성격	대 응 요 령
수다스런 사람	욕구불만으로 남에게 동조를 얻고 싶어하는 사람으로 가능한한 따뜻하게 수용한다.
말의 허리를 자르는 사람	이기적인 성격의 소유자로 상담시간을 충분히 잡아 이쪽 생각을 납득시킨다.
유창하게 말하는 사람	능력은 있으나 때로 자신을 과시하는 타입으로 반론하지 말고 질문식 설득화법으로 대응한다.
격렬한 어조로 말하는 사람	비사교적이나 판단력, 비판력이 직관적인 사람으로 정신적 우위에 서서 경청하는 것이 좋다.
무엇이든 반대하는 사람	컴플렉스 또는 자부심이 강하므로 질문으로 대응하되 자존심을 건드리지 않도록 한다.
같은 말을 장시간 되풀이하는 사람	자아가 강하고 끈질긴 성격이므로 문제를 압축하고, 요점을 짧게 정리하고 상대의 이야기에 지나치게 동조해선 안된다.
이야기를 그대로 받아들이는 사람	주체성이 결여된 자기 방어형으로 대화내용을 이해하고 있는지 확인하면서 대응한다.
맞장구를 잘 치는 사람	사교적인 타입이니 상대와의 기분에 사로잡혀 말을 많이 하는 것을 삼간다.
말을 더듬는 사람	내향적이거나 행동력이 강한 사람이 많으니 상대의 기분을 먼저 알아내어 이야기를 보조해준다.
주저하면서 이야기하는 사람	상대를 경계하거나 컴플렉스 소유자로서 상대가 부담없이 말할 수 있는 분위기를 조성해 나간다.
비유를 잘하는 사람	머리가 좋은 타입으로 논리적인 화법으로 설득하는 것이 좋다.
과장되게 말을 잘 하는 사람	컴플렉스를 감추고 있는 사람으로서 상대의 기분이 어디까지가 眞意인지 파악하고 말보다 객관적인 자료 등으로 대응한다.

고객의 성격	대 응 요 령
이치를 따지기 좋아하는 사람	완고한 성격의 소유자로 이론적으로 맞서지 말고 상대의 의견에 동조한다.
제스쳐가 풍부한 사람	감수성이 풍부하고 말하기 좋아하는 타입으로 신중하게 말하고 상대의 말을 가로채지 않도록 주의한다.
생각에 생각을 거듭하는 사람	신중하나 판단력이 부족한 사람으로 이쪽에서 딱 잘라 결론을 내는 화법이 좋다.
마음을 열지 않는 사람	모르는 사람이라 경계하는 경우이거나 컴플렉스 소유자로 먼저 마음을 열고 접근한다.
빈정거리기 잘하는 사람	열등감, 허영심이 강한 사람으로 자존심을 존중해주면서 대한다.
익살을 잘 떠는 사람	생활을 즐기는 타입으로 지나치게 수다를 떨어도 가능하면 받아준다.
스스로 비하하는 사람	실은 속으로 칭찬받기를 바라는 사람이다.
낙천적인 사람	판단력과 실행력이 뛰어난 적극적인 성격의 소유자가 많으므로 감정 설득 화법으로 대한다.
자랑을 잘 하는 사람	컴플렉스의 반사적 표현이기도 하므로 칭찬이나 인정을 해준다.
확신없이 횡설수설하는 사람	주의력이 산만하고 사고력이 결여된 사람으로 이쪽에서 주도권을 쥐고 이야기해 나간다.
생각난 대로 곧바로 말하는 사람	자아의식이 강하고 상대방에 대한 배려가 부족한 사람으로 인내력과 포용력을 갖고 대한다.
곧바로 타협하려는 사람	충분히 경계할 필요가 있는 사람으로 곧바로 이야기에 뛰어들지 말고 경영상태 등을 조사한다.

5) 효과적인 상담 기법

(1) 음성

목소리는 보이지 않는 고객 에게 우리를 표현하는 하나 밖에 없는 방법입니다.

밝고 맑은 목소리로 친절함을, 건강하고 힘이 있는 목소리로 자신감과 신뢰감을 주어야 합니다. 사무적 이거나 차가운 느낌, 불안하고 침착하지 않은 목소리는 고객을 달아나게 합니다.

(2) 억양

높낮이가 없는 음성은 고객에게 지루한 느낌 무성의한 느낌을 줍니다. 문장에 탄력을 주어 맛깔스럽게 말을 한다면 고객의 집중도를 높이고 상담의 분위기도 활기에 찹니다.

질문 시 끝부분의 중간내림 등 문장내용에 맞는 적절한 억양 사용은 상담원의 의도를 잘 표현합니다.

(3) 속도

전화상의 대화는 한정된 시간내의 대화이므로 일반대화 보다는 약간 빠른 속도로 말해야 합니다. 너무 빠른 속도의 말은 오히려 고객이 알아듣지 못하거나 불친절한 느낌을 받을 수 있으므로 1분에 330음절 정도가 적당합니다. 나이드신 고객을 위해 적절한 속도로 말해주는 센스도 중요합니다.

(4) 명확한 발음

전화대화 이므로 상담원의 명확한 발음이 중요합니다.

불명확한 발음은 고객에게 혼란을 주며 잘못된 내용으로 전달 될 수도 있습니다. 정확한 발음은 상담원의 기본 자질이니 꾸준히 연습 해 명확한 발음의 습관을 갖도록 합니다.

6) 고객 상담 응대 스킬

(1) 효과적인 의사전달 음성표현

① 표준어야 한다.

② 가능하면 쉬운 표현을 한다.(겸손한 느낌과 전달을 위해)

③ 고객중심의 경어를 사용한다.(7:3)비율/프로의식/편안한 대화유도)

④ 품위 있는 말을 써야 한다.

⑤ 지나친 수식어는 피해야 한다.(신뢰감을 떨어 뜨린다.)

(2) 음성관리

① **바람직한 목소리** : 미소가 담긴 목소리, 친절한 목소리, 부드러운 목소리, 볼륨변화가 있는 목소리, 명쾌한 목소리, 밝은 목소리

② **개선해야 할 목소리** : 무기력한 목소리, 퉁명스러운 목소리, 단조로운 목소리, 어두운 목소리, 비음(콧소리), 차가운 느낌을 주는 목소리

이성적인 목소리는 밝고 맑으며 미소와 친절이 배어나는 목소리, 건강하고 힘이 있어 자신감과 확신을 전할 수 있는 목소리. 회화적이고 음률의 변화와 음의 고저, 강약 등의 표현이 자연스러운 목소리

(3) 적절한 속도

전화상의 대화는 한정된 시간 안에서의 대화이므로 일반 대화보다는 약간 빠른 속도로 말하여야 한다.

(4) 문장의 고저 강약

① 기분이 고양되면 자신도 모르게 높고 강렬한 어조가 되어 버린다.
② 자신 있는 부분은 강한 표현을 하게 된다.
③ 재촉하는 듯한 말은 강한 인상을 준다.
④ 자신이 없으면 나약한 목소리가 된다.
⑤ 말의 시작이 강하고 끝부분이 약해지기 쉽다.
⑥ 탄력성 있는 목소리를 내는 습관을 가지자.
⑦ 너무 조용하고 온건한 어조의 목소리는 소극적인 느낌을 준다.
⑧ 말의 끝맺음은 신뢰감이 생기도록 확실하게 하자

(5) 고객감동 및 효과적인 의사소통의 단어선택

① 고객이 받을 수 있는 잇점 위주로 한 단어
② 고객의 욕구와 문제, 흥미에 관심응 보여 줄 수 있는 단어
③ 고객에게 확신을 줄 수 있는 긍정적인 단어
④ 전문용어 보다 이해하기 쉽고 단순한 통상적인 상용단어
⑤ 상대방의 자존심을 세워 줄 수 있는 단어의 사용
⑥ 지시형이 아닌 의뢰형의 단어
⑦ 칭찬, 기쁨, 감사를 표현 할 수 있는 단어

언제나 상담원은 고객의 편이라는 것을 고객에게 인지시켜야 합니다.

① **긍정적일 때** : 예 알겠습니다. 그렇습니다.
② **부정적 일 때** : 그럴 리가 없다고 생각합니다만 무언가 잘못 되었다고 생각합니다만.
③ **맞장구 치는 법** : 아, 네. 그렇군요, /그렇습니다.
④ **거부할 때** : 죄송합니다만 정말로 죄송합니다만.
⑤ **부탁할 때** : 양해 해 주셨으면 합니다만.
⑥ **사과할 때** : 번거롭게 해드려 정말로 죄송합니다. 폐를 끼쳐드려서 정말로 죄송합니다.
⑦ **잠시 대기를 요할 때** : 잠시만 기다려 주십시오, 잠시 확인해 보겠습니다.
⑧ **다른 부서로 이관 때** : 죄송합니다만 담당부서로 통화하셔야 합니다. 죄송합니다만 여기서는 처리가 어렵습니다. 빠른 시간 내 연락 받으시도록 담당부서에 전달하겠습니다.

(6) 띄어 읽기의 방법(Pause)

말을 잘하는 사람은 알아듣기 쉽게 말하는 사람을 말한다. 그러기 위해서는 사이를 어디에 두느냐가 무엇보다 중요하다.

띄어 읽기에 따라 문장의 전체적인 내용도 달라진다, 중요한 것은 듣는 상대방이 생각할 수 있는 사이를 주는 것이다.

오늘 사고는/ 종합운동장 쪽으로 달리던 택시가/ 중앙선을 넘어 / 마주오던 승용차를 피하지 못해서 일어난 것입니다.

(7) 적극적 경청 방법

① 듣고 있다는 것을 맞장구 등으로 표현한다.
② 질문을 활용한다 고객의 생략되는 말의 내용을 이해하거나 질문해서 파악해 본다.
③ 끝까지 듣는다 그런 후 전체 내용을 정리하여 말한다.
④ 개인적 선입견을 버린다.
⑤ 주의를 집중해서 듣는다.
⑥ 상대방의 공감을 표시하고 이해 했다는 것을 표현한다.
⑦ 듣기를 잘하는 사람은 맞장구를 잘치는 사람입니다. 적절하게 맞장구를 치면 말하는 사람의 의욕이 북돋아져 이야기에 더욱 열의가 생기게 됩니다. 고객이 무엇을 요구하는 지 더욱 쉽고 빠르게 알 수 있습니다.

7) 발췌 – 환자의 치료 동의율을 높이기 위한 방법

진료적으로 특화할 수 없다면 우리 병원은 동네에서 대기실이 가장 좋다든지, 아니면 그 무엇이라도 고객이 우리 병원을 뚜렷하게 인식할 수 있는 그 무엇 하나를 강조해라. 그래야 고객은 기억하고 소개할 때 그것으로 남에게 말하게 된다.

'그 친절한 병원, 대기실을 숲같이 해 놓은 그 치과' 이런 식으로라도 우리 병원의 희소성을 키워서 그 것을 강조하라. 물론 임상적인 quality는 기본으로 하고 말이다.

외부 홍보를 통해 많은 고객이 몰려오는 것에는 한계가 있다. 오히려 걸어 들어오는 고객의 치료 동의율을 높이는 것이 비용절약 측면에서 효과가 있을 것이다.

그러나 요즈음과 같은 불경기에서 고객에게 진료에 대한 동의율을 높이는 것은 만만치 않다. 무조건 계획한 진료에 한해서만 치료 하려는 성향과 치료비를 낮추려는 노력들이 많아지는 시기이다. 이번 호에서는 치료 동의율을 높이기 위한 방법에 대해서 이야기 해 보고자 한다.

(1) 먼저 큰 그림에서 작은 그림으로 다가서라!

상담에 있어서 중요한 것은 상대방을 이해하는 것이다. 상대방을 먼저 배려하고 들어주고 상대방의 부담을 덜어 주는 방법으로 접근해야 한다. 치료비를 제시할 때 부분 부분을 설명하고 그 다음 치료비 합을 이야기 하는 경우가 대부분이다. 이렇게 할 경우 같은 가격을 제시하더라도 환자에게 부담으로 느껴지는 경우가 많다.

예를 들어 컴퓨터를 살 때 컴퓨터를 싸게 구입하기 위하여 조립식으로 사는 경험이 있을 거다. 부품의 가격을 매기고 최종 얼마인데 몇 % D.C해서 가격을 제시하는 경우와 반대로 전체 완제품 가격을 말해 주고 부분 부품 사양을 낮추어 총 가격을 말하는 경우, 두 가지를 비교 해 보면 첫번째 방법은 뭔가 비싸게 사는 느낌이 들 것이다.

왜냐하면 가격들이 계속 올라가는 것이 보이기 때문이다. 하지만 후자는 제시된 가격에서 낮추어지는 느낌이기 때문에 부담이 덜 느껴진다. 즉 치과에서도 환자를 위해 전체적인 가격을 제시하고 부분적인 환자의 선택을 주는 방법이 치료 동의를 이끌어 내는 방법일 것이다.

(2) 서면 약속을 받아라!

치료 계획을 세우고 지불계획을 세웠으면 이에 대한 것을 구두가 아닌 서면으로 반드시 전달하고 그것에 대해 동의하는 사인 정도 받는 것이 중요하다. 이것은 환자로 하여금 치료에 대해서 자신이 계약을 했다는 느낌과 책임감을 부여할 수 있으며, 실제로 구두계약과 서면계약의 차이점을 생각해 본다면 이런 방법도 적용해 볼 수 있다.

(3) 호의와 호감을 첫 대면에 확실히 인식시켜라!

대부분의 치과에서 고객들의 한결같은 불만은 치료에 동의하지 않는 태도를 조금만이라도 보이면 금방 병원의 의료진의 태도가 달라져서 더욱 진료에 동의하기 힘들다는 것이다.

치료 동의에 집중하지 말고 먼저 고객의 친구가 되도록 노력하라.

친구가 되려면 먼저 그 사람에 대하여 많이 알아야 할 것이다.

고객의 가치관, 태도, 믿음을 알아보도록 노력해라.

그러면서 자연스럽게 고객의 신뢰를 얻을 수 있으며, 그런 신뢰를 기본으로 치료를 권해야 고객도 쉽게 동의할 수 있다.

고객의 향수, 의상, 태도 등에도 눈 여겨 보고 칭찬을 아끼지 말며 병원의 기념품(칫솔, 치실 머그 잔 등)으로 선심을 베풀면서 고객들이 준 것 보다 받은 것이 더 많다는 생각이 들게끔 해라. 이것은 시간과 관심도 포함된다.

나는 정말로 좋은 고객입니다.

"나는 정말로 좋은 고객입니다. 나는 어떤 종류의 서비스를 받더라도 불평하는 법이 없습니다.

음식점에서는 조용히 앉아서 종업원들이 주문 받기를 기다리며 그 사이 절대로 종업원들에게 주문 받으라고 요구하지도 않습니다.

종종 나보다 늦게 들어온 사람들이 나보다 먼저 주문을 받더라도 나는 불평하지 않습니다. 나는 기다리기만 할 뿐입니다. 그리고 내가 무엇인가를 사기 위해 상점에 가는 경우, 나는 고객의 권력을 휘두르려고 하지 않습니다. 대신 다른 사람들에 대해서 사려 깊게 행동하려고 노력합니다.

만약 무엇을 살 것인지 결정하지 못해 여러 물건을 놓고 고심하고 있을 때 옆에서 있는 판매원이 귀찮다는 듯이 행동하더라도 나는 최대한 예의 바르게 행동합니다.
언젠가 내가 주유소에 들른 적이 있는데 종업원은 거의 5분이 지난 후에야 나를 발견하고는 기름을 넣어주고 자동차 유리를 닦고 수선을 떨었습니다.

그러나 내가 누구입니까?

나는 서비스가 낮은 것에 대해 일언반구도 하지 않고 그 주유소를 떠났습니다. 나는 절대로 흠잡거나 잔소리를 한다던가 또 비난을 하지 않습니다.
그리고 나는 사람들이 종종 하듯이 시끄럽게 불평을 늘어놓지도 않습니다. 나는 그런 행동들이 쓸데없다는 것을 알고 있기 때문입니다. 솔직히 나는 멋진 고객입니다.
여러분! 내가 누구인지 궁금하십니까?
나는 바로 [다시는 돌아오지 않는 고객]입니다."
*** 이유재 〈서비스 마케팅〉 발췌**

8) 보도 기사

[정기춘 원장 성공경영(122)]상담 동의율을 올리기 위해 다양한 도구를 이용하라 (1)

치료 동의율을 올리기 위한 상담 준비는 어떻게 해야 할까? 상담자의 설명 기술(Case presentation skill) 못지않게 철저한 준비와 도구 활용이 필요하다. 성공적인 상담을 위한 준비는 다음 사항을 포함한다.

(1) 환자의 자료(정보)를 충분히 모은다.

환자의 과거 치과 경험이나 특별한 사항들을 초진 시 파악한 뒤 메모해 두면 상담 시 유용한 자료로 쓸 수 있다. 이와 같은 사항들은 환자의 입장에서 적합한 치료 계획이 가능하며 치료 선택의 폭과 의사확인이 가능하다. 결국 치료 상담의 목표인 추천 치료 계획을 먼저 제시하되 환자 사정을 고려하여 치료를 회피하는 최악의 상황을 피하게 한다.

(2) 설명은 가급적 유니트 체어보다는 별도의 상담실, 상담코너를 이용하는 것이 좋다.

방해 받지 않고 집중할 수 있다면 더 높은 동의율을 올릴 수 있다. 상담과정은 제한된 시간에 집중력을 요구하기 때문에 산만한 분위기를 피하는 것이 유리하다. 환자도 자신에게 집중해주는 것을 더 좋아한다.

(3) 스터디 모델, 치료한 구체 사례의 사진 또는 앨범, 컴퓨터를 이용한 프리젠테이션 등을 활용한다.

보다 효과적인 설명 방법을 제시하기 위하여 다양한 자료를 이용하는 것이 좋다.

가령 치료법에 대해 질문이 있으면 그 자리에서 그림으로 보여주거나, 알기 쉽게 설명할 수 있도록 설명 자료는 늘 가까이 두도록 한다. 상담 도중 설명 자료를 찾아 자리를 옮겨 다니는 것은 환자에게 산만한 인상을 주기 쉽다.

(4) 최신의 치료방법이나 환자에게 적합한 치료에 대해 정보를 제공한다.

의료기술의 진보에 따른 설명과 정보제공은 평소에 신문, 잡지에 게재된 기사를 파일해 두고 활용한다.

효과적인 마인드컨트롤

원래 마인드컨트롤 (mind-control)이란 심리학적인 용어로 정신통제, 최면이나 자기 암시 등을 의미하는 뜻으로 쓰였다. 여기서 말하는 '마인드컨트롤'이란 좀 더 정확하게 이야기하자면, 감정통제(Emotion-Control)에 가깝다.

직장인이든, 학생이든, 주부든 각자에 맞는 마인드컨트롤이 필요하다. 자신의 실력을 제대로 발휘하기 위해서는 평정심이 중요하다. 어려운 처지일수록 자신의 환경을 객관화해 바라보는 감정통제가 필요하다.

이런 힘든 상황의 원인을 '남의 탓'으로 돌리고 주변에 화풀이하는 행동은 문제를 더욱더 악화하는 지름길이다. 슬럼프일수록 마인드컨트롤을 통해서 자기혁신을 추구해야 한다. 구체적인 변화가 없더라도 자기 스스로 자신의 마음만 조절하면 변화가 가능하다. 효과적인 마인드컨트롤 7가지 방법을 정리하면 다음과 같다.

1. 우선 자신의 마음 상태를 파악하라.

자신이 긴장을 많이 하는 성격이라면 자신의 마음 상태가 어떤 상태인지 정확하게 파악하는 것이 중요하다.

2. 지나치게 집착해 냉정함을 잃지 마라.

실수를 했다면 화가 날 것이다. 실수는 빨리 잊고 새롭게 시작해야 한다. 실수를 만회하려다가 아예 실패하는 경우가 많다.

3. 무조건 휴식을 취하라.

최악의 사태에서는 벗어나려는 노력조차 하지 말고 그냥 잠을 자거나 휴식을 취하는 것이 좋다. 마음의 동요를 하지 말고 그냥 휴식을 취한다.

4. 실수를 철저히 분석해서 실패를 하지 마라.

인생은 경험의 연속이다. 경험을 통해서 배우는 마음가짐을 가져야 한다. 실수를 재빨리 잊는 것이 최선의 방법이다. 실수했을 때 그 실수를 철저히 분석해서 똑 같은 실수를 반복해서는 안된다.

5. 상대방과 비교하여 상대방 페이스에 휘말리지 마라.

남을 쫓아다니면 마음만 바쁘게 된다. 남들과 비교하거나 남의 페이스에 말려들지 말아야 한다. 자신의 감정을 억제하면서 상대방도 객관적으로 살펴보아야 한다.

6. 자신의 장점과 단점을 분석하라.

하기 싫은 일을 하는 것은 고통이다. 자신이 과거에 경험했던 장점과 단점을 적어보시고 그것을 분석해보면 자신을 객관화하는데 도움이 된다.

7. 전적으로 자신을 믿어라.

무슨 일을 하든 자신에 대한 신뢰가 중요하다. 자포자기 보다는 자신감을 가지고 차근차근 시작하는 것이 더 중요하다. 끝까지 자신을 믿는 사람만이 실패를 보지 못한다.

2. 컴플레인 처리

1) 컴플레인(complain)

(1) 어원 : Complair (가슴을 치다)

(2) 의미 : 사전적 의미로 불만을 털어놓다. 불평하다의 컴플레인은 어떤 유무형의

상품에도 발생하며, 가망고객의 탐색과 고객의 불만에 대한 대책으로 서비스인은 이 부분에 대한 문제의 예측과 대책을 늘 마련하여야 한다. 컴플레인 경우가 없는 것이 가장 좋은 서비스이겠지만, 일단 발생하면 작은 컴플레인이라도 적극적으로 해결하여 고객에 대한 이미지 전환의 계기로 만들어야 한다.

(3) 중요성

① 고객 이탈이 손익에 미치는 영향

㉠ 기업은 해마다 보통고객의 15%~20%를 잃는다.
㉡ 고객 이탈이 반으로 줄 때 평균 성장률은 두 배 이상이 된다.
㉢ 고객 유지율이 5% 증가하면 25%에서 100%까지 증가한다.
→ 고객 불평을 수익으로 전환해야 한다.

② 통계자료

㉠ 보통 불만고객의 4%만이 표현, 나머지 96%는 그냥 간다.
㉡ 고객의 요구로 Complaint을 해결한 경우 10명중 7명이 다시 재방문 한다.
㉢ 고객의 불평을 그 자리에서 해결하였을 때 20명중 1명을 빼고 모두 다시 거래를 한다. (불평을 잘못 처리하면 그들을 영원히 잃게 된다)

(4) 발생원인

① **병원 책임** – 설명부족 및 완전하지 못한 의사소통
– 사무처리 미숙이나 착오
– 불친절이나 서비스 정신 결여
– 고객에 대한 배려 결여
– 불충분한 교육 및 직원의 담당 지식 부족

② **고객측의 과실** – 지식, 상식, 인식 부족

- 기억 착오, 과실 성급
- 사정변화, 감정적 반발
- 성급한 결론, 독단적 해석
- 거래를 중단 바꾸고 싶은 심리 등

③ **제3자의 과실** – 수송의 지체나 수송상의 손실

(5) 컴플레인 시 심리

① **고객의 심리** – 피해자 의식
- 불신감 및 타회사에 대한 의존의식
- 신속한 보상 처리
- 난처함, 불쾌감
- 규칙, 관례를 잘 모르기 때문데 드는 초조감
- 친절하고 공정하게 대우 받고 싶은 심리
- 원하는 대로 처리되어야 할 텐데 하는 불안감

② **서비스 인의 심리** – 바쁜데 귀찮다.
- 규칙과 관례에 어긋날 수 없다.
- 예외는 있을 수 없다.
- 회사에 누가 될까 하는 두려움(과실이 있을시 신용문제나 회사의 책임 문제로 전가될까하는 두려움)

(6) 컴플레인 처리 시 금기 사항

① 성난 마음의 고객을 달래준다고 같은 편이 돼서 회사를 비난하지 말 것
② 예전에도 똑같은 클레임이 있었으니 고객의 잘못이 아니라고 하지 말 것
③ 고객이나 다른 사람에게 모든 책임을 전가하지 말 것
④ 고객에게 대응책 없이 사과만 하거나 무례하게 대응하지 말 것

⑤ 고객을 의심하지 말 것
⑥ 기분 나쁘다는 표정이나 반갑지 않은 표정으로 해결을 미루지 말 것
⑦ 서비스인의 독단적인 해결로 문제를 더 크게 확대시키지 말 것

(7) 컴플레인 처리의 유의점

① 겸손한 자세를 취한다.
② 아, 예에 하면서 긍정적 적극적으로 답한다.
③ 논쟁이나 변명을 하지 않는다.
④ 고객의 입장이 되어 불편한 점을 해결해 준다.
⑤ 고객의 흥분에 페이스를 잃지 않고 냉정적으로 대응한다.
⑥ 잘못시 머뭇거리거나 변명하지 않고 바로 사과를 한다.
⑦ 설명은 사실을 중심으로 명확하게 한다.
⑧ 신속 정확하게 처리하여 고객이 회사에 대한 이미지 전환의 기회로 삼는다.
⑨ 혹 고객의 잘못이더라도 충분한 설명으로 컴플레인을 해결한다.

(8) 컴플레인 처리 방법의 3번 주의사항 (MTP기법)

① Man
㉠ 누가 처리할 것인가 : 예)코디네이터, 간호사, 담당의사, 원무과 직원 등
㉡ **사람을 바꾼다** : 예)서비스인 → 상사로, 신입 직원 → 경력 직원

② Time
㉠ 어느 시간에 처리할 것인가
㉡ 시간을 바꾼다.
㉢ 즉답을 피하고 약간의 냉각시간을 가지게 한다.
㉣ 책임자나 고객에게 중간보고를 한다.

③ Place
㉠ 어느 장소에서 처리할 것인가

ⓛ 장소를 바꾼다.

서서 이야기 했다면 앉게 하여 진정시킨다.
상담실이나 다른 고객과의 업무에 지장이 없는 장소로 이동한다.
경우에 따라 고객이 혼자 감정을 가라앉힐 수 있는 시간을 준다.

(9) 컴플레인 처리 5단계

① **제1단계** : 경청한다.
선입관이나 자신의 의견을 개입시키지 말고, 전체적인 사항을 관심을 가지고 고객의 불만을 듣는다. 중요한 사항은 메모를 하여 컴플레인 처리시 활용할 뿐 아니라, 고객이 자신의 불만을 비중있게 다룬다는 생각을 갖게 한다.

② **제2단계** : 컴플레인(불만)의 원인 분석

③ **제3단계** : 해결책을 검토한다.
고객이 만족할 수 있는 해결책을 자신의 권한내 처리 유무나 다른 담당자나 상사의 도움이 필요한지 검토하여 신속한 해결의 일정을 검토한다.

④ **제4단계** : 해결책 제안
고객에게 해결책을 알기 쉽게 설명 하고 해결과정을 상세히 설명하고 양해를 구한다.

⑤ **제5단계** : 처리결과를 검토 확인한다.
고객이 만족하는 방향으로 잘 처리가 되었는지 결과 확인 및 고객의 반응을 조사하고, 재차 같은 컴플레인이 발생하지 않도록 대책을 마련한다.

⑥ **컴플레인 처리 고객 응대를 할 경우**
경청한다. → 사과한다. → 고객에게 신뢰감을 주고, 해결책을 모색하여 → 실행하고

관리하여 고객이 만족할 수 있도록 한다.

고객이 거래를 중단하는 이유

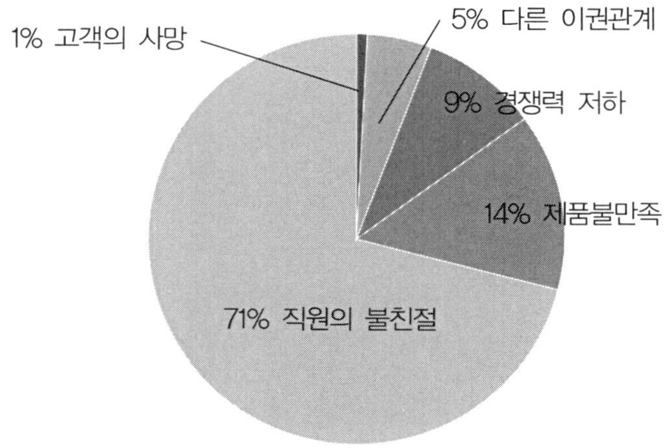

2) 발췌 - 병동에서의 환자충돌 예방법 1

(1) 좀처럼 차도가 없다고 불평하는 환자

"간호사 아가씨. 어제는 머리가 아파서 잘 몰랐는데 오늘은 뱃속이 더부룩한 게 밥도 못 먹겠는데 다 밤에 잠도 안 오고…어쩐지 전혀 차도가 없는 것 같아요. 의사 선생님은 퇴원해도 좋다고 하지만 자신이 없는데 어떡하면 좋을까요?"라고 불평을 하는 환자들을 병동에서는 흔히 보게 된다. 그런데 이런 환자들은 대개 차도나 증상에 대한 불만보다 사실은 이야기를 들어줄 사람을 필요로 하는 경우가 대부분이다.

따라서 중요한 점은 간호사가 먼저 다가가 환자의 이야기를 확실히 들어 주는 것 즉, 환자의 기분에 '공감'하는 것, 그리고 다음과 같은 대화도 덧붙여 주는 것이다.

"음…그건 큰 일이군요…아, 좀 보여주시겠어요? 역시 약간 부은 것 같은데…화장실엔 다녀오셨어요?"라는 식으로.

"음…나왔긴 나왔는데…석연치가 않아서요. 언제나 밥을 먹고 나면 금방인데, 좀처럼 안 나와서…"라는 환자의 고민에 대해서는 그러면 어떻게 하면 좋은지에 대한 '어드바이스'를 해 주는 것이 좋다.

"아 그래요? 그러면 물이나 우유를 드셔서 수분을 취하면 괜찮아지실 거예요."

식의 응대만으로도 무난하게 처리할 수 있다.

특히 노령의 환자들은 고독감이 한층 강하기 때문에 귀찮아하지 말고 바쁘더라도 이야기 상대가 되어 주는 것이 매우 중요하다.

(2) 때때로 무단 외출하는 환자

대학병원 같이 병동이 분리 독립되어 있거나 입원환자들의 출입관리 시스템이 철저한 곳은 드문 일이지만 많은 종합병원 내지 병의원의 경우에는 입원환자의 철저한 출입관리나 통제가 사실상 쉬운 일이 아니다. 특히 교통사고 위주 병원이나 장기입원 환자가 많은 곳에서는 흔히 병원의 통제를 피해 병원을 무단 출입하는 환자들로 간호사들이나 원무과 직원들의 속을 썩이는 경우가 적지 않다. 때때로 환자와 이를 저지하는 간호사나 병원 직원들 간에 언쟁이 벌어지기까지 한다.

이럴 때 간호사들의 반응은 "O님, 또 무단 외출 하셨죠? 그만큼 안 된다고 이야기 했는데 규칙을 지켜주시지 않으면 그에 대한 책임은 못 진다구요." 식이 된다. 병의원에는 당연히 지키지 않으면 안 되는 규칙이 있다. 그리고 걸핏하면 규칙을 무시하기 쉬운 환자도 있기 마련이다. 이런 환자들에 대해서는 확실히 주의를 주지 않으면 안 된다. 그러나 이 때 주의해야 할 것은 논리도 중요하지만 상대의 감성에 호소해서 설득할 필요가 있다는 것이다. "원장선생님을 시작으로 해서 우리 간호사들도 모두 O님에 대해서 이렇게까지 걱정하고 있는데, 당사자가 이런 행동을 해서는 도대체 우리는 뭣 때문에 이런 고생을 하는지…모두 O님을 걱정하고 있어요. 이런 일을 계속하면 나을 병도 안 낫지 않겠어요? 우리뿐만 아니라 부인이나 자제분도 하루라도 빨리 좋아져서 집으로 돌아오시기만을 기다리고 있을 텐데요"라고 해보라 아마 적지 않은 변화를 보일 것이다. 그리고도 말이 안 통하는 상습법에 대해서는 담당 진료의사나 원장이 직접 이야기 할 필요가 있다.

(3) 규칙이나 지시를 지키려하지 않는 환자

"S씨, 병실에서 담배를 피우면 안되요. 몇 번 말해야 알아듣겠어요?" "N씨, 면회시간은 이미 지났어요. 다른 환자들에게 폐를 끼치잖아요." "Y씨, 아직 목욕을 하면 안 된다고 말씀드렸는데, 그러시면 곤란해요." 간호사들은 규칙을 지키지 않는 환자에게 조금 까다롭다. 그러나 질책받은 환자의 입장에서도 즐거울 리는 없다. "내 몸이니까 어떻게 되던 내 맘이잖아."라는 자포자기의 말도 들려오곤 한다.

규칙이나 지시는 병의원의 성격상, 또한 환자 개개인의 치료를 위해서도 지켜지지 않으면 안된다. 이런 환자에게는 아무 생각없이 "담배를 피워서는 안됩니다."라던가 "목욕을 해서는 안됩니다." "술을 드시면 안됩니다."라는 식으로 직접적으로 부정적인 말을 해 버리는 경우가 많은데 환자에게 용기를 주고 격려해 주지 않으면 안되는 간호사에게 있어서 가능한 한 피해야 할 말투라고 생각된다. 즉, 의사나 간호사에게서 이것도 안된다 저것도 안 된다라고 모든 것이 다 부정되어버리면 그럼 '사는 것도 불가능'하지 않을까 하고 풀이 죽어 버리는 것이다.

이런 환자를 대할 경우에는 간접적으로 부정의 말을 하는 것이 중요하다. 예를 들면, "앞으로 1주일만 참으시면 되요. 그때까지만 참아 주세요."라던가, "앞으로 1주일만 지나면 목욕하실 수 있어요. 더워서 좀 괴로우시더라도 그때까지만 참아 주세요."라는 식으로 '이렇게 되면 이렇게 할 수 있어요'라고 가능성을 보여주는 말로 격려해 나가며 주의를 준다면 훨씬 효과가 클 것이다.

(4) 언제나 짜증을 내는 주문 많은 환자

"간호사 아가씨, 붕대가 제대로 안 감겨 있는 것 같으니까 좀 제대로 감아 주세요." "간호사 아가씨, 병실의 창문 좀 열어 주지 않겠어요? 이렇게 더워서야 원…그 정도는 좀 신경 써 줘야죠." 짜증스런 감정을 노골적으로 보이면서 '이렇다 저렇다' 시끄러운 주부 Y씨. 한창 업무로 정신없이 바쁜 간호사는 이럴 때 우선 감정이 밖으로 들어나려는 것을 참느라 정신이 없어지곤 한다. 그러나 대개 이런 환자의 경우 어떤 의미로는 제멋대로인 환자일지 몰라도 다른 면으로 보면 간호사를 의지하고 있다는 의미도 된다. 이러한 환자의 심리를 이해할 수 있다면, 그 환자를 대할 때에 상대가 주문을 해 올만한 사항에 대해서 "OO는 어떻습니까?"라던가 "OO해드릴까요?"라는 식으로 선수를 치는 응대가 필요하다. 불평을 듣고 나서야 해주려면 짜증이 나는 일도 이쪽에서 먼저 해주면 그렇지도 않은 것이다.

또한 이런 제멋대로인 성격의 환자는 또 하나의 성격으로 '어리다'라는 면을 가지고 있다. 따라서 그런 유아적인 면에 대해서는 다음과 같이 어머니처럼 다정함과 엄격함의 두 가지 면으로 다스려야 할 필요가 있다. "네, 알겠습니다. 그 외에 달리 필요하신 건 없으시구요?"라던가 "그 정도의 일은 혼자서 하지 않으면 안돼요. 조금은 손발을 움직이는 쪽이 몸에도 좋구요. 자, 손을 잡아 드릴 테니 일어나서 조금이라도 걸어보세요."라는 식으로 말이다.

(5) 바쁜 때에 붙잡고 놓아주지 않는 환자

간호사가 병실에 한발 들어서기 무섭게 기다렸다는 듯이 말을 거는 수다장이 주부 S씨. 처음에는 상당히 재밌는 환자구나라고 생각하고 있던 A양도 이렇게 바쁜 때에 하루 종일 이야기 상대만 하고 있을 수도 없는 노릇이라 도망치고 싶은 1지경에 이르게 된다. 확실히 이런 환자의 상대를 하고 있는 것은 힘든 일이다. 게다가 바쁜 때라면 더욱더 그렇다. 진료에 관한 이야기라면 또 모르겠지만, 다음 업무, 다음 환자가 기다리고 있는 상황에서 세상 돌아가는 이야기를 듣고 앉아 있어야 한다는 것은 솔직히 말해서 짜증나는 일이다.

이런 환자는 상대의 상황에는 전혀 신경 쓰지 않고 말을 걸어온다. 이럴 때에 귀찮다는 이유로 무시한다던지, 딱 잘라 거절하면 "너무하네. 정말 차가운 사람이군."이라고 오해를 불러일으킬 수도 있기 때문에 간호업무를 해나가면서 진지하게 이야기를 들어주는 자세가 중요하다. 말대꾸를 해준다던지, 고개를 끄덕이거나 되물어 보는 태도가 최소한 어느 정도는 필요하다. 이 때 챠트나 검사기록에 눈을 돌린 채가 아니라 상대의 얼굴을 바라보며 대처하는 것이 중요하다.

(6) 병실을 바꿔달라고 탄원해 오는 환자

"간호사 아가씨. 미안하지만 병실을 좀 바꿔주시면 안될까요?"라고 중년부인 N씨가 탄원해 왔다. 독실이던 다른 방이던 여유가 있다면 그렇게 해 줄 수도 있겠지만, 그런 여유는 없다. A양은 N씨를 설득해서 납득을 받아내야만 하는 상황에 처한 것이다. 이 경우, 왜 바꾸고 싶은지, 그 이유를 확실히 해 두지 않으면 안된다. 다른 환자와의 인간관계가 원만하지 못한 것인지, 코고는 소리나 이를 가는 소리 때문에 잠을 제대로 자지 못해서 그런지, 방의 위치가 나쁜 것인지…무언가 이유가 있을 것이기 때문이다.

특히 여성 환자끼리의 경우에는 자칫하면 감정적으로 부딪혀 서로 으르릉거리는 케이스라던가, 인간관계에서 오는 고민으로 탄원해오는 경우가 흔히 발견된다. 여기서 주의하지 않으면 안 되는 것은 이런 주장이나 변명, 불평, 불만 등은 좋다, 나쁘다, 맘에 안 든다 라는 '표면적'인 경우가 많아 문제를 해결하는 '본질적'인 것이 되기는 힘들다는 사실을 명심해야 한다는 점이다. 따라서 이런 인간관계의 문제를 해결해야 할 경우에는 왜 좋고 싫은지, 왜 마음에 안 들게 되었는지에 대한 원인을 찾아내지 않으면 안된다. 그러기 위해서는 "왜 그렇습니까? 무엇 때문이죠?"라는 식으로 대화를 풀어 나가는 것이 중요하다.

(7) 주치의를 바꾸고 싶다고 요구하는 환자

"간호부장님, 제 담당간호사를 좀 바꿔 주세요." "저 간호사 아가씨, 환자의 아픔 따윈 전혀 알지도 못한다구요. 바꿔주세요."라고 직접 원장이나 병원간부진에게 요청하는 환자들이 있다. 그럴 때 이를 접한 담당간호사는 "뭐야, 정말. 이쪽은 이렇게 열심히 간호하고 있는데 자기 좋을 대로 이야기 하고 있어.", "점심도 굶어가며 보살피고 있는데 말야..조금쯤은 이쪽 사정도 생각해 줘야지. 정말이지 제 멋대로 라니까."라고 받아들이기 십상이다.

환자의 진정한 아픔이나 괴로움은 당사자 이외에는 아무도 알 수 없는 것이다. 예를 들면, 간호사에게는 일상적인 혈압측정이라 아무 생각 없이 환자의 팔을 잡고 띠를 두르지만 그 때 환자의 육체적 고통이 격심한 상태였다면 환자는 어디를 잡혀도 심한 통증을 느낄 수밖에 없다. 그러면 당연히 "아얏!"이라고 외칠 수밖에 없다. 이를 "무슨 소리예요? 겨우 혈압측정 정도로…"라던가 "병에 걸렸으니 아픈건 당연하죠."라는 식으로 환자의 아픔을 이해하고자 하지 않는 태도로 대한다면 환자의 마음을 더욱 굳게 닫게 하는 결과를 낳게 된다.

그러므로 이럴 때는 "물론 아픔이나 괴로움은 잘 알고 있어요. 저도 그 괴로움을 함께 나누게 해 주세요."라는 기분과 태도를 나타내는 것이 중요하다. 세간에서 벗어나 있는데다 환자의 유일한 이해자인 간호사에게서 조차 차가운 응대를 접한다면 환자의 아픈 마음은 더 이상 의지할 곳을 찾을 수 없을 것이다.

(8) 밤 늦게 까지 라디오를 듣는 환자에 대한 불만이 들어왔을 경우

"간호사 아가씨, 밤 늦게 까지 라디오를 듣는 사람이 있어서 잠을 제대로 못자고 있어요. 그쪽에서 좀 주의를 주지 않겠어요?"라는 불평 역시 입원환자들에게서 자주 접할 수 있는 대목이다. 그런데 만약 "그렇게 말씀하셔도 곤란한데요. 그건 환자분들 사이의 문제이니, 서로 이야기를 나눠보세요."라고 말한다면 오히려 간호사와 싸우려 들게 뻔하다. 그렇다고 "어휴, 이 바쁜 때에 또 귀찮은 문제를 만드는 군 정말…"이라고 도망가 버릴 수도 없다.

환자는 병에서 오는 초조함이나 불쾌감 등을 아주 조그마한 일로도 보통 사람들의 몇 배씩 강하게 느낀다. 신경을 몇 배나 곤두세우고 참아내고 있는 것이다. 이런 다른 사람들의 사정을 전혀 고려하지 않는 환자에 대해서는 불편을 느끼고 있는 환자들을 위해서도 확실히 누군가가 주의를 주지 않으면 안 된다. 그 경우에 "N씨, 늦게까지 라디오를 들으면 안돼요. 듣고 싶으면 이어폰으로 들으세요. 다른 사람에게 폐가 되잖아요."라고 사무적으로 말하는 것도 중요하겠지만, 이런 말투는 어느 정도 인간관계가 있는 경우에는 상대가 그 충고를 받아들여 주겠지만 그렇지 않은 경우에는 "에이, 시끄러워!"라고 반발을 불러일으킬 수도 있다. 또 하나의 응대로는 현장에 직접 가서 "어머, N씨. 늦게까지 라디오를 듣고 계시네요. 병원에서 즐거움이라면 식사와 자유롭게 좋아하는 라디오 프로라도 듣는 일밖에 없겠지요"라고 공감해준 다음, "하지만 너무 늦게까지 안 주무시면 몸에 나빠요."라고 먼저 본인의 걱정을 해주면서 "주위 분들에게도 폐가 되구요."라고 설득해 나가는 것이 현명한 대처법이 될 것이다.

(9) 주사가 싫어서 울어대는 어린아이

"싫어, 싫어, 싫어~~~~"라고 울부짖는 아이를 앞에 두고 몹시 애를 먹고 있는 어머니와 간호사가 난처해 하는 상황은 병동환자에서 그다지 드물지 않게 볼 수 있는 풍경이다. 간호사들도 이런 아이를 다루는 것은 질색이다. 그러나 "매일같이 바쁜 와중에 일일이 이런 아이들의 기분이나 맞혀주고 있기에는 시간이 너무 없어."라고 이야기하지 말고 노력해 보자. 어린아이를 대할 경우에 있어서 중요한 것은 아이와 일체가 되어주는 것이다. 일체가 된다는 것은 자기 자신이 아이의 기분이 되어 보려고 노력한다는 말이다. 아이들은 적당히 속이기도 힘들고, 겉과 속이 다른 말이나 태도도 금방 간파되어 버린다.

즉, "아, 저 사람은 무서운 사람이야."라던가 "다정한 사람이야."라는 것을 본능적으로 느껴 버린다는 이야기이다. 따라서 아이들의 흥미·관심사를 아이들의 레벨에 맞추어 말을 걸어 보는 것이 중요하다. 그럴 경우에는 특히 눈의 위치를 아이들에게 맞추어 주는 것이 포인트. 그리고, "백설공주 이야기 알고 있어요? 아, 알고 있어요. 대단하네~ 백설공주는 결국 어떻게 되었죠?"라는 식으로 진지하게 이야기 상대가 되어 주면서 의료행위를 해 보자. 즉, 의료행위의 전후에 공포심이나 불안감을 없애려는 커뮤니케이션을 아이들의 관심사에 맞추어서 해 나가는, 즉 아이들과 진정으로 일체가 되려는 시도가 중요한 것이다.

(10) 프라이버시를 캐묻기 좋아하는 수다장이 환자

"이번에 입원한 U씨가 말이죠, 암으로 앞으로 2~3개월밖에 안 남았데요 글쎄…정말 안됐지 뭐예요." "1호실의 N씨, 퇴원이 연기됐다더군요. 별로 상태가 좋지 않은 모양이예요." "간호사 Y양 있잖아요, 간호부장이랑 싸우고선 다음 달엔 그만둔다는 소문이 있더라구요. 알고 계세요?"

입원한지 1개월이 지나는 T씨는 이제는 병원내의 '정보통'으로 통한다. 그러나 그 중에는 단순히 소문으로만 치부해버리기 힘든 이야기도 있어 간호주임인 S씨는 어떻게 대처해야 할지 고심하고 있다. 자칫 잘못하면 이야기가 마구 부풀어 있는 일 없는 일이 마치 사실인 것처럼 다른 환자나 직원들의 귀에 들어가 혼란을 발생시킬 소지가 많다. 또한 병원밖에 다양한 평판이 흘러나가게 될 수도 있다. 일단 그렇게 되어 버리면, 좋은 일이라면 몰라도 반대의 경우, 그 의료기관의 나쁜 평판으로 지역전체에 흘러가 버리게 된다.

따라서 먼저 기본적으로는 의료직에 관련된 사람이 원내에서의 사건이나 환자들에 대한 개인적인 정보에는 충분히 주의를 기울이지 않으면 안되는 것이다. 특히 복도라던가 화장실 등 공공장소에서는 어떤 사람이 주위에 있는지 알 수가 없다. 입원환자의 친척이나 거래처나 도매상 직원들이 듣게 될지도 모르므로 주의를 기울여야 한다. 하지만 결국 이런 방송국의 스피커 같은 환자의 입에 오른 경우에는 직접 원장이나 간호부장, 사무장 등의 책임자가 확실히 그 환자에게 주의를 줄 필요가 있을 것이다.

3) 발췌 – 외래환자와의 충돌 예방법 1

환자에 대한 응대가 적절히 이루어질 때 이로 인해 병의원의 품격까지 고양된다는 것을 밝힌 바 있다. 병의원의 외래창구에서는 다양한 환자와의 충돌이 크게 작게 발생하는데 이 같은 트러블에 대하여 어떻게 예방해야 하는지 좀 더 구체적인 항목을 들어 살펴보고자 한다.

(1) 보험증을 잊어버리고 온 초진환자

보험증을 잊어버리고 온 환자와 보험처리를 해줄 수 없다는 접수창구 직원의 다툼은 외래에서 가장 발견하기 쉬운 광경이다. 특히 갑작스레 내원하는 환자의 경우에는 깜빡하여 보험증을 놓고 나오기가 쉽다. 대개 병의원에 도착하고서야 비로소 알아차리게 되는데 그 때 다시 돌아가면 진료시간에 맞추기가 어렵다. 이런저런 사정으로 보험증을 빠뜨리고 병의원을 찾는 경우는 흔히 있다.

이럴 때는 우선 흔쾌히 받아들이도록 해야 한다. 미국의 경우에는 환자를 시종 일관 '괜찮을 것이다'라고 안심시킨다고 하는데 우리의 경우는 환자를 대하여 처음 하는 일이 '보험증 가져 왔는지' 묻는 일이 다반사다.

그럴 경우 환자들은 당황하게 되고 급기야는 불쾌한 감정으로까지 비화된다. 그러므로 한 번 보험처리가 되지 않아도 일정 기일 내에 보험증을 제출하면 반환받을 수 있음을 이해시키도록 하고 구체적인 일시를 지정해서 부탁하도록 한다. 사람에 따라 처리가 달라지는 수가 있으므로 요령은 통일하도록 한다.

(2) 예약시간에 늦은 환자

외래환자의 경우 거의 모든 병원이 월요일 오전에 제일 붐빈다. 그러지 않은 병의원들도 역시 일정한 시간이나 요일에 집중적으로 몰린다. 없을 때는 비교적 한가하다가도 일시에 몰려들 때는 정신이 없다. 이런 것을 방지하기 위해 많은 병의원들이 예약제도를 도입하고 있다. 그런데 아직 우리나라의 경우 예약문화로 치면 초기단계에 불과하다. 그만큼 '예약'이라는 개념이 희박하다. 병의원의 경우 예약시간을 지나서 오는 환자들로 인해 골치를 썩일 때가 자주 있다.

약속시간에 환자가 늦게 나타난다고 하는 것은 시간예약제를 취하고 있는 병의원에서는 일의 순서나 스케쥴의 변경으로 이어지기 때문에 매우 곤란한 상황이다. 그렇다고 해서 환자를 탓할 수는 없는 일이다. 환자는 당연히 미안하다고 생각하고 있을 터인데다 혹시 진찰을 해주지 않는 게 아닐까 하는 불안도 클 것이다. 먼저 그런 기분을 이해해주는 자세가 중요하다. "차가 막혀서 답답하셨겠어요. 상태가 안 좋아지신 건 아닌가요?" "진찰대기에 넣어두었으니 잠시만 기다려 주세요."라고 하면 환자가 안심을 하게 될 것이다.

병의원에서는 나름대로의 사정이 있고 물론 기다리지 않아도 되는 것은 환자를 위한 일이기도 하다. 한편, 환자에게는 환자의 사정이 있는 법이다. 가능한 한 환자의 사정을 우선시 하는 것이 환자중심의 사고이며 충돌을 피할 수 있는 길이라고 할 수 있다.

(3) 오랜 친분을 내세우는 환자

외래 접수 시 병의원의 간부진과의 친분이나 혹은 오랜 단골임을 내세우는 환자나 보호자들을 보게 된다. 이럴 때 그들의 심정은 그러므로 좀 더 친절하게 좀 더 싸게 잘해주었으면 하는 이야기를 숨기고 있다고 봐도 무방하다. 이런 경우에는 상대의 말을 의심없이 받아들이도록 하고 따져 묻지 않도록 한다. 환자는 자신의 병이나 상처에 대한 걱정과 동시에 병의원이나 의사, 간호사에 대한 막연한 불안감을 가지고 있기 쉽다. 이런 환자의 심리상태를 잘 파악하여 병의원의 입장에 서서 내원한 것에 대하여 감사를 드리고 정중한 자세로 환자를 안심시키도록 한다.

(4) 너무 오래 기다려 화를 내는 환자

몸의 상태가 나빠서 내원하고 있는 환자 입장에서 보면 1시간이라는 대기시간은 너무도 긴 시간이다. 처음부터 별 이야기 없이 1시간씩이나 기다리다 보면 불평불만이 터져 나오게 된다. 이런 때에는 환자의 불평, 불만을 도중에서 가로막지 말고 끝까지 잘 들어준 후에 납득이 가도록 답변을 해 주도록 한다. 먼저 사죄의 말을 하고 그렇게 된 연유를 설명한 후 상대의 의향을 확인하도록 한다. 물론 환자를 기다리게 하지 않는 것이 우선이다. 별 수 없이 기다려야 할 때에는 사전에 미리 상황이 확실해진 시점에서 어느 정도 기다려야 하는지를 납득이 가도록 설명해 주어야 한다. 대비 없이 기다리다보면 짜증이

나는 것도 당연한 일이다.

(5) 환자의 진찰 순서를 뒤바꿔 버린 경우

"지금 진찰실에 들어간 사람, 나보다 늦게 온 사람 아닌가요?"라는 항의하는 듯한 질문을 받게 될 때가 있다. 보통 환자는 자신이 오랫동안 기다렸는데 나중에 온 사람이 진찰실에 들어갔다든가, 2-3명이 되는 사람이 먼저 불리는 경우 이외에는 그다지 알아차리지 못한다. 만약 알아차린다 하더라도 그냥 가만있는 경우가 많다. 한 사람 정도는 대개 참아버리기도 한다. 그렇다고 해서 불만을 가지지 않는다는 이야기는 아니다. 괜한 말로 의사나 간호사의 기분을 상하게 해서 진찰을 제대로 해주지 않는다면 곤란하다는 심리가 있기 때문일 뿐이다.

병원 측으로서는 차례가 뒤바뀌지 않도록 시스템을 정비하는 것이 중요하다. 차례가 뒤바뀌어서 병원에 불만을 가진 환자가 친구나 동네 사람들에게 그 이야기를 한다면 병원의 평가를 떨어뜨리는 일에까지 이를 수도 있는 것이다. 그리고 이와 동시에 잘못을 이야기 하지 않는 환자의 경우, 병원측은 잘못을 알아차리지 못하고 같은 일을 반복할 가능성도 있다. 잘못을 지적받은 경우에도 서투른 변명이나 책임회피는 역효과로 병원에 대한 불신감을 키워줄 뿐이다. 잘못을 잘못으로 인정하고 성의 있는 태도로 대한다면 환자도 납득해 줄 것이다.

4) 발췌 – 외래환자와의 충돌 예방법 2

(1) 약 복용법을 자꾸 되물어오는 환자

오전 중의 약국은 언제나 정신없이 바쁘다. 환자가 집중하는 월요일 아침이나 휴일 다음날은 특히 더 번잡하다. 이럴 때 뻔한 대답을 되풀이 요구해 오는 환자를 만나면 짜증부터 내기 쉽다. 대부분 병의원의 경우 약 봉투에 꽤 신경을 쓴다. 서비스 개선의 측면도 있지만 무엇보다 외부홍보효과를 무시할 수 없기 때문이다.

무엇을, 언제, 몇 회 먹으면 좋은지 잘 알 수 있도록 자세하게 표시해주는 것이 상례다. 그런데도 언제 먹으면 좋은지, 어느 약과 같이 먹어야 되는지, 몇 번에 나누어 먹어야 하는지 자꾸 되물어 오는 환자들이 많이 있다.

칸막이 하나를 사이에 두고 서로의 목소리가 엇갈려 몇 번 이야기가 오가다 보면 결국 목소리가 높아지게 되어버린다.

이럴 때는 우선 귀찮다는 생각을 버려야 한다. 그리고 밝은 표정으로 대하며 환자에게는 만일을 위해 다시 한 번 확인해 보고자 하는 심리가 있다는 사실을 이해할 필요가 있다.

자칫 병의원의 응대에 조금이라도 잘못된 점이 있다면 환자는 나쁜 인상을 가지게 될 것이지만, 적절한 응대가 취해진다면 좋은 인상을 남길 수 있게 된다.

사용상의 주의나 복용법(식사 사이, 식후)의 확인이 답변의 주가 될 텐데 충분한 설명에 덧붙여 간단한 메모를 곁들이면 좋을 것이다.

아울러 메모 시에는

① 약간 큼직하게

② 항목별로

③ 짧은 문장을 쓰되

④ 쉬운 단어로 표현하고

⑤ 외국어나 전문용어 등은 쓰지 않도록 주의를 기울여야 한다.

(2) 자신의 존재를 인정받고 싶어하는 환자

한 번이라도 외국의 병원에서 치료를 받아본 사람들은 이구동성으로 우리나라 의료진들의 기계적인 답변과 몰인정함에 열을 올린다. 친절이니 서비스니 하여 병원계도 많이 달라지고 있다고는 하나 여전히 의료진들의 친절은 기대하기 어려운 것이 사실이다.

"이 습포제는 언제 갈아야 하는 겁니까?"

"마르면 갈아 주세요."

"이 주사는 왜 이렇게 아프죠?"

"근육 주사잖아요."

대개 이런 식이다. 그나마 요즈음은 반말 투는 많이 사라졌지만 일부에서는 여전히 아버지 같은 환자 어머니 같은 보호자에게도 반말을 예사로이 쓰고 있는 의사나 간호사들도 있다.

환자의 심리로서는 자신의 존재를 인정받고 그리고 나서 대답을 듣고 싶어한다. 그러므로 이처럼 환자의 질문이 있을 경우 업무를 잠시 덮어두고 환자쪽으로 고개를 돌려 눈을 바라보며 대답할 필요가 있다. 이 때, 환자의 이름을 기억해 두었다가 이름을 불러준다면 환자의 안심감은 훨씬 강해질 것이다.

"네, Y씨였지요? 마르면 갈아 주세요. 하루에 3~4회 정도가 적당합니다."

"지금 막 갈았으니까 다음엔 오후 2시경에 갈아 주세요."

"근육주사를 맞으면 많이 아프니까 잘 참아야 됩니다."

"많이 아프시죠? 근육주사라서 그럴 겁니다. 조금 지나면 괜찮아 질 겁니다."

이런 정도로도 병의원에 대한 신뢰감은 확실히 높아질 것이다.

환자를 대하는데 있어서 중요한 것은 인사, 말투, 억양, 동작, 표정 등 여러 가지가 있겠지만, 가장 중요한 것은 상대의 존재를 인정해 주는 태도이다. 예를 들면, 인사를 한 번 하더라도 상대의 눈을 보고 하는 것이 효과적이다. 환자가 약에 대한 질문이나 생활상의 주의에 대해 질문을 해 올 때에는 먼저 자신을 인정해달라거나 자신에 대한 관심을 확인하고자 하는 것이므로 반드시 상대의 눈을 보고 이야기 하는 것이 중요하다.

(3) 검사실에 들어가 불안한 표정을 보이는 노인

병의원을 찾는 환자들은 어떤 확신을 공유하고자 하는 열망이 강하다. 그러므로 좋은 시설과 첨단의 장비보다 더 중요한 것은 환자들에게 신뢰와 안정감을 주는 것이다. 검사실의 경우 환자들은 막연한 불안감에 사로잡히기 쉬운 대상이다. 아울러 부드러운 대화가 거의 단절될 수 밖에 없는 검사실의 기능 역시 환자들에게 차가운 느낌을 갖게 한다.

검사실에 들어가 불안한 표정으로 검사실 직원에게 몇 마디 말을 걸려고 해봐도 정신없이 돌아가는 분위기에 말을 건넬 상황이 안 된다. 검사실에서의 환자의 불안은 크게 두 가지로 나뉠 수 있다. 첫 번째는 '검사 그 자체'에 대한 것으로 이는 환자의 입장에서 보면 "앞으로 무엇을 하는 걸까?"와 "아프지는 않을까?"라는 것이고 또 하나의 불안은 '검사결과'에 대한 것이다. 물론 개인의 성격에 따라 다르긴 하겠지만, 환자는 일단 검사라고 하면 나쁜 결과를 상상해 버리기 쉬운 법이다. 예를 들면, "혹시 난치병이 아닐까?" 아니면 "수술을 하지 않으면 안 되는 걸까?" 혹은 "이제 틀린 게 아닐까?" 등등…

이때는 '검사 그 자체'에 대한 불안을 가지고 있는 환자에 대해 먼저 그러한 기분을 가라앉히는 것이 급선무이다. 그 후에 아프지 않다는 사실, 금방 끝난다는 점, 같은 증상의 환자들은 전부 같은 검사를 받는다는 점 등을 설명해 환자를 안심시켜야 한다. 그리고 '검사결과'에 대한 불안을 가지는 환자의 경우에는 먼저 다독거려 줄 필요가 있다. 환자는 마음이 약해져 있기 때문에 따뜻한 격려의 말이 무엇보다도 필요한 것이다. 의사를 선두로 병의원의 모든 힘을 집결해 당신의 병과 싸우고 있습니다. 라는 자세가 느껴지는 것만으로도 환자는 훨씬 마음 든든해할 것임에 틀림없다.

5) 보도 기사

(1) 불만 고객은 회사를 이롭게 한다?

고객 성향은 천차만별이다. 작은 실수에도 큰 소리로 불만을 터뜨리는 고객이 있는가 하면 불만을 표시하지 않고 다시는 그 점포를 찾지 않는 고객이 있다. 크고 작은 불만을 가진 고객들의 불만을 잠재우기 위한 대처방법, 어떤 것들이 있을까?

① 무례한 고객을 잃지 마라

'(무뚝뚝한 얼굴로) 어서 오십시오.'
'수고 많으십니다. 가득 채워주세요. 얼마죠?'
'ㅇㅇㅇ원입니다.'
'(놀라며) 또 기름 값이 올랐습니까?'
'(짜증난다는 표정으로) 아직도 모르셨어요? OO일부터 인상되었습니다.'
'(화가 난 표정을 지으며) 첫! 가격은 제 맘대로 올려놓고서 서비스는 달라진 것이 없네!'
'네?'

고객을 대하는 사람은 고객들과 주고받는 말 한마디도 소중히 생각하는 마음을 지니고 있어야 한다. 무심결에 내뱉은 사소한 말에도 간혹 고객은 불쾌감을 얻을 수 있기 때문이다. 또 고객의 성향에 따라 사소한 말이 불쾌감으로 이어지고 그 불쾌감이 일파만파로 확대해석 돼 두 번 다시 자사나 자사 제품을 찾지 않을 수도 있다.

② **하루를 넘기지 않는 피드백**

그럼, 고객들은 어떤 경우 불만을 품게 될까? 보통 자신들의 의견이 무시를 당하는 듯한 느낌이 들 때이다. 예를 들어 전화나 인터넷 게시판을 통해 불만을 토로했는데, 하루를 넘겨 곧바로 피드백을 받지 못했다면 자신이 무시당했다는 느낌을 갖게 된다. 고객은 성질이 급하다. 따라서 고객의 불만사항이 접수되면 하루를 넘기지 않고 바로 응대하는 것이 좋다.

이처럼 불만을 말하는 고객에게는 즉시 개선된 모습을 보이도록 하자. 이 신속하고도 배려 깊은 관심은 불만을 가졌던 고객들을 '사랑은 움직이는 거야'라는 한 유명한 광고카피처럼 금세 호의적으로 변신시킬 것이다.

③ **항상 고객의 입장에서…**

가끔 과다한 업무에 치이다 보면 고객들의 불만에 짜증이 날 때가 있다. 그러나 고객에 대한 서비스 정신만큼은 언제 어디서나 어떤 상황에서건 잊지 말아야 한다. 고객이 있어야 회사가 있고 회사가 있어야 내가 있기 때문이다.

따라서 어떤 경우에건 불만을 토로하는 고객 앞에서 감정 섞인 표현을 절대 해서는 안된다. 고객을 앞에 두고 짜증, 신경질, 퉁명스러움 등의 개인적 감정을 태도나 말을 통해 표현하는 것은 불만을 가진 고객을 더욱 폭발하게 만들 수 있기 때문이다.

이때는 고객의 불만이 무엇인지 찬찬히 들어보고 문제점 하나하나에 대해 사실을 중심으로 명확하게 설명하도록 한다. 그리고 잘못된 부분이 있다면 즉각 사과한 후 어떠한 조치가 있을 것이라는 확신을 심어주도록 하자. 단, 중요한 것은 고객의 마음을 이해하는 것을 표현하되, 전문가로서의 당당함을 고객에게 심어줘야 고객은 더욱 확실한 신뢰감을 가지게 된다는 점이다.

이처럼 고객에게 진정한 마음으로 성의 있는 모습을 보이면 고객으로부터 '고맙다'는 말을 듣게 될 것이고 친절한 서비스로 인해 기업의 이미지는 크게 살아날 것이다

(2) 불만 고객을 충성 고객으로 만들자

'안티'는 '보배'

위기를 기회로, −를 +로

불만족한 환자를 홍보원으로 탈바꿈 시킨다
불만사항의 대부분은 쉽게 고칠 수 있는 소소한 것들

서울 은평구에서 내과의원을 운영하고 있는 J원장은 얼마 전 자신의 병원 홈페이지에 올라온 글을 보고 아연실색하지 않을 수 없었다. 병원을 이용했던 한 환자가 직원의 불친절, 시설의 노후화, 편의성 불편 등을 조목조목 따져가며 병원에 대한 불만을 늘어 놓은 글을 게시판에 올렸기 때문이다.

J원장은 어이도 없고 불쾌한 기분에 글을 삭제하려고 했지만 오히려 화를 부를 수 있다는 직원의 만류에 그만 놔두기로 했다. 하지만 뒤통수를 가격당한 기분은 쉽게 사그라지지 않는다. 과연 이런 상황에서는 어떻게 대처하는 것이 가장 현명한 방법일까.

① 안티관리 전담부서 있을 정도

인터넷의 확산과 발달로 사회 전 분야에 정보의 바람이 불고 있다. 이는 단순히 새로운 지식의 정보전달 뿐만이 아닌, 자신이 생각하는 장·단점, 느낀 점을 말하는 보다 구체적인 방대한 정보가 네티즌에게 전달된다. 이런 인터넷의 확산은 소비자에게는 '정보의 공유'라는 긍정적인 부분을 가져 왔지만, 공급자 입장에서는 '안티'라는 부정적인 부분 또한 가져다 주었다.

초창기의 안티들은 인신공격과 무조건적인 불만표현 등이 강했으므로 다른 네티즌에게 별다른 영향을 주지 않았다. 하지만 오늘날의 안티는 세심한 관찰과 일목요연한 논리 등으로 대수롭지 않은 사실도 크게 확대시킬 수 있을 만큼 위협적이다. 이런 영향으로 신용이 생명인 금융권에서는 '안티 담당 전담부서'가 있을 만큼 그 관리를 결코 소홀히 하지 않는다.

특히 인간의 '생명'과 '건강'이라는 신용보다 훨씬 중요한 문제를 다루는 병원에서는 안티들의 영향력이 더 크게 작용할 수 있다.

② 온-오프라인 넘나든다

안티는 온라인에서만 존재하는 것일까?

온라인 같은 경우 보다 광범위한 불특정 다수에게 전달되어 타격을 줄 수 있다. 따라서 개인병원이나 의원보다 대형병원에 더 큰 불이익을 미칠 수 있다. 반면 오프라인(입소문)은 지역민들이 주로 이용하는 개인병원에 피해를 줄 수 있다. 입소문은 온라인만큼 광범위하게 영향을 미치지는 않지만 전달받은 사람들에게 훨씬 더 부정적인 영향을 준다.

더욱이 인터넷을 통한 불만은 즉각적으로 파악할 수 있다. 하지만 입소문을 통한 병원의 불만은 병원도 모르게 슬슬 퍼져나가 심각한 타격을 주고 나서야 그 정체를 드러내기 시작한다.

③ 불만환자 불평환자

불만환자 중 5%만이 불만을 토로하고 나머지 95%는 침묵한다. 이중 91%는 그 병원과 다시는 거래를 하지 않는다. 또 불평환자 한 명당 평균적으로 20명에게 불만을 토로한다. 이렇게 불평을 전달 받은 잠재 고객은 6명의 또 다른 잠재 고객에게 불만을 전달한다. 결국 한사람의 불만이 120명의 환자를 줄이는 역할을 할 수도 있다. 이것뿐 만이 아니다. 기존 고객유지 비용은 신규 고객 창출 비용의 1/5만으로 가능하나 떠난 고객을 다시 회복하는데 소요되는 비용은 기존 고객유지 비용에 11배가 든다.

④ 보배를 보고 기분 나쁘다?

앞서 말했듯이 불만 고객 중 5%만이 불만을 표시한다.

즉 불만을 표시한 한명의 환자 뒤에는 침묵하는 20명의 환자가 있을 수 있다. 하지만 대부분의 의사가 J원장처럼 덮어두는데 급급해 하는 하책을 생각 할 것이다. 하지만 이제는 생각을 바꾸자. 불만을 토로하는 5%의 환자를 찾아 상징적인 보상을 주어야 한다. 그것이 여의치 않다면 절이라도 하도록 하자.

그들은 병원을 발전시키는, 금전으로 환원할 수 없는 진정한 '보배'이기 때문이다.

불만 고객을 사랑해야 하는 이유는 다음과 같다.

① 그들은 불만, 불평을 표현, 문제점과 미비점을 체크 할 수 있는 기회를 준다.

② 이런 문제점을 인식함으로써 서비스 창출의 기회를 준다.

③ 단골고객 확보를 통해 병원 수입을 늘려준다.

④ 공급자 과잉의 무한경쟁시대에 남들보다 앞서 갈 수 있는 지름길로 인도한다.

불만을 토로하는 환자들은 어렵사리 담당자를 찾는다. 별로 좋지 않은 기분으로 자신의 시간까지 할애한다. 또 몇 번을 돌아다녀도 문제가 해결된다는 보장이 없다. 하지만 이런 개인적 수고를 감수하면서 까지 병원의 문제점을 알려주는 불만 환자들.

그들은 단순한 불만 환자가 아닌, 우리 병원의 진정한 이익 창출자 들이다.

⑤ 병원에 느끼는 대표적 불만

그렇다면 환자들이 병원에 가지는 대표적인 불만사항에는 어떤 것들이 있을까?

한국소비자보호원이 서울과 부산, 대구, 광주 등 7대 주요도시의 소비자 588명을 대상으로 한 '병원서비스 이용 실태와 만족도'조사에 따르면 의료진의 불친절, 중복검사, 예약시간 지연 등이 환자가 느끼는 대표적인 불만으로 나타났다.

이외에도 정확하지 않은 설명, 직원 및 스텝 등의 불친절, 원활하지 못한 의사소통, 의료진과 환자간의 오해 등도 포함되어 있다.

무엇이 고객의 불만인지 몰랐던 의사들, 한 번 더 생각해 보자. 고객이 불만을 가지는 이유는 크지 않다. 대부분 쉽게 고칠 수 있는 '소소한' 것 들이 대부분이다.

⑥ 불만 · 불평고객 응대요령

불만을 토로하는 환자는 여러 유형으로 자신의 입장을 밝힌다. 차분하게 자신의 논점을 말하는 환자가 있는 반면 팔 걷어 올리고 막무가내로 덤비는 환자도 있기 마련이다.

이런 환자들을 어떻게 대처해야 하는 것이 옳은 일일까?

첫 번째로 전제되어야 할 마인드는 고객의 입장에서 생각한다는 마음이다. 고객의 마음으로 상황을 바라볼 수 있다면 '왜 저렇게 환자가 화를 내는지' 이해하기 쉬울 것이다. 이렇게 환자를 이해하는 마음만으로도 이미 8부 능선은 넘었다고 할 수 있다.

두 번째는 신속한 처리. 처리가 늦어질 경우 다른 환자에게 피해가 갈 수도 있으며 불만이 더욱 커질 단초를 제공한다.

세 번째는 변명을 하지 않아야 한다. "우리 병원의 규정은 이러이러 하기 때문에 고객님께서 말씀하신 내용은 해드릴 수가 없고 제 소관이 아니기 때문에...." 이런 변명은 불난 집에 기름을 끼어 얹는 격이 된다. 환자가 원하는 것은 보다 나은 서비스의 개선이지 규정이 어떻다는 설명은 아니기 때문이다.

네 번째는 감정을 드러내지 않는 것이다. 막무가내로 달려드는 환자를 보면서 도저히 안 되겠다고 판단, 맞불 작전으로 나간다면 최악의 결과와 상황만이 기다리고 있을 것이다.

다섯 번째는 정중한 사과. "알았어요. 미안해요"와 "정말 죄송합니다. 다시는 이런 일이 발생하지 않도록 하겠습니다." 같은 사과지만 전자와 후자의 차이점은 엄청나게 크다. 이왕 하는 사과 최대한 정중하게 하도록 하자.

여섯 번째는 확실한 보상과 사후 관리. 앞서 말했듯이 불만을 말해주는 환자는 많으면 많을수록 좋다. 자신의 노력을 들여서 알려준 환자에게 보상이나 감사의 표시를 확실하게 한다. 또, 다시는 이런 일이 일어나지 않도록 환자와 약속하고 충실한 사후관리를 위해 노력하는 모습을 보여준다.

삼성CS아카데미의 김일환 본부장은 불만족한 환자에 대해서 이렇게 정의한다. "불만족으로 가득 찬 열혈환자 일수록 그 불만이 해결되었을 때 거대한 파도처럼 환자를 몰고 올 수 있는 고마운 존재들이다."

실제로 불만 고객 중 불만 사항을 해결 받은 고객의 90%가 처음부터 만족한 고객보다 재 구매율이 높다는 조사도 있었다.

의사들이여 불만과 불평에 가득 찬 환자를 두려워하지 말자. 그들은 우리를 도와주는 너무나도 감사한 구원자들 이다. 그들에게 진심어린 고마움을 표시하고 더 나은 병원을 만들도록 하자.

제5장

의료서비스 실무

1. MOT 분석

1) MOT(The Moment of Truth)

(1) **정의 :** 고객이 회사의 일면과 접촉하는 접점으로 서비스를 제공하는 회사의 종업원 또는 특정 자원, 품질에 대해 갖는 이미지나 인상을 받는 순간을 말한다.

(2) 진실의 순간이란 용어(The Moment of Truth)는 스웨덴의 마케팅 학자인 리챠드 노만(R. Norman)이 스페인의 투우 용어인 Moment De La Verdad를 영어로 옮겨 서비스 품질 관리에 처음 사용하였고, 서비스 품질에 대한 인식에 결정적 역할을 하기 때문에 결정의 순간이라고 불린다.

(3) 스페인의 투우 용어인 Moment De La Verdad는 투우사가 소와 일대일로 대결하는 최후의 순간을 말한다. 피할 수 없는 순간, 실패가 있어서는 안 되는 매우 긴박하고 중요한 순간이다.

(4) 결정적 순간의 발생

① 직원과 고객이 접촉하는 순간
② 고객이 기업의 건물을 보는 순간
③ 기업의 주차장에 주차를 할 순간
④ 기업의 로비에 들어서는 순간

⑤ 고객이 광고에 노출되었을 순간

⑥ 제품을 구매한 순간(우편으로 제품을 받았을 순간)

⑦ 우편으로 받은 청구서나 기업 안내물을 받은 순간 등

(5) MOT(The Moment of Truth) 도입 성공한 기업 – 스칸디나비아 항공

SAS 스칸디나비아 항공은 타 항공사와의 경쟁 및 경영 악화로 회사가 어려워지자 새로 부임한 얀 칼슨(Jan Carlson)사장은 서비스 결정적 순간 MOT(The Moment of Truth)을 도입하여 불과 1년 만에 연 800만 달러의 적자에서 7100만 달러의 흑자 경영으로 전환시켰다. 얀 칼슨 사장은 직접 항공권의 구매에서부터 공항에서 스칸디나비아 항공을 타서 도착지까지 만나거나 접한 모든 결정적 순간을 기록하여 "고객을 순간에 만족시켜라"라는 책을 발간하였고, 한 해에 천 만명의 승객이 각각 5명의 스칸디나비아 항공의 직원들과 접촉하였고, 1회 응접시간이 평균 15초 였으며, 1회 15초라는 짧은 시간에 1년간 5천 만회 고객의 마음에 스칸디나비아 항공의 이미지를 자리잡게 한다고 하였다. 아주 짧지만 이 소중한 순간순간이 스칸디나비아 항공의 전체 이미지 및 인상과 성공의 요인들이 되고, 고객을 상대하여 고객 만족을 이끌어 낸 사람은 고객과 제 일면에서 접촉하는 현장 담당 직원이기 때문에 직원들이 이 사실을 각인하여 고객 만족의 최상의 서비스를 하여야 한다고 강조하였다.

고객과 직원이 접촉하는 접점(contact point)에서의 결정적 순간을 파악하고 그 결정적 순간에 발생하는 임팩트(Impact)를 알고 대응방안을 연구하여 고객 만족을 이끌어 낼 수 있어야 한다. 고객이 서비스를 받는 과정에서 결정적 순간의 경험 축척을 서비스 싸이클(Service cycle)이라고 한다.

한 명의 고객이 기업에서 제공하는 서비스를 받을 때 접하게 되는 여러 번의 결정적 순간에 단 한 번의 좋지 못한 인상을 갖게 될 경우 다른 여러 번의 결정적 순간에 좋은 이미지를 주었어도 한 순간에 고객을 잃어버릴 수 있다. 미처 중요하다고 생각하지 않던 주차장 관리원, 엘리베이터 안 청결, 경비원 등 까지도 고객이 기업에 가질 수 있는 이미지 요소로 최일선의 서비스 요원들의 접객 태도가 기업의 성공적 운영의 열쇠이다.

(6) 항공 서비스와 병원서비스 MOT의 예

항공 서비스 MOT의 예	병원서비스 MOT예
정보 파악차 전화나 인터넷 방문	정보 파악차 전화나 인터넷 방문
전화나 인터넷 예약	전화나 인터넷 상담
공항 카운터 접근 순간	병원 주차장에 주차하는 순간
순서 대기 순간	병원 건물에 들어서는 순간
탑승권 직원이 고객을 카운터로 호명 순간	병원 리셥션에 들어서는 순간
요금 지불과 탑승권 발행	접수하는 순간
소화물 체크 순간	대기 순간
출발 입구 찾고 있을 순간	호명을 받고 안내를 받는 순간
보안 검사대 통과 순간	상담 받는 순간
출발 라운지에서 탑승 대기 순간	진료실로 안내 받는 순간
티켓 건네고 탑승 순간	진료 순간
기내 탑승시 승무원의 환영 인사를 받는 순간	진료 후 직원의 응대 순간
좌석을 찾고 있을 순간	수납의 순간
기내 소화물을 넣을 순간	약 처방 및 주의사항 안내 순간
좌석에 착석할 순간	차기 예약 안내 및 예약 순간
신문이나 책자를 받을 순간	배웅의 순간
기내 주의사항 안내를 받는 순간	진료 몇 일후 상태 확인 전화 순간
기타	기타

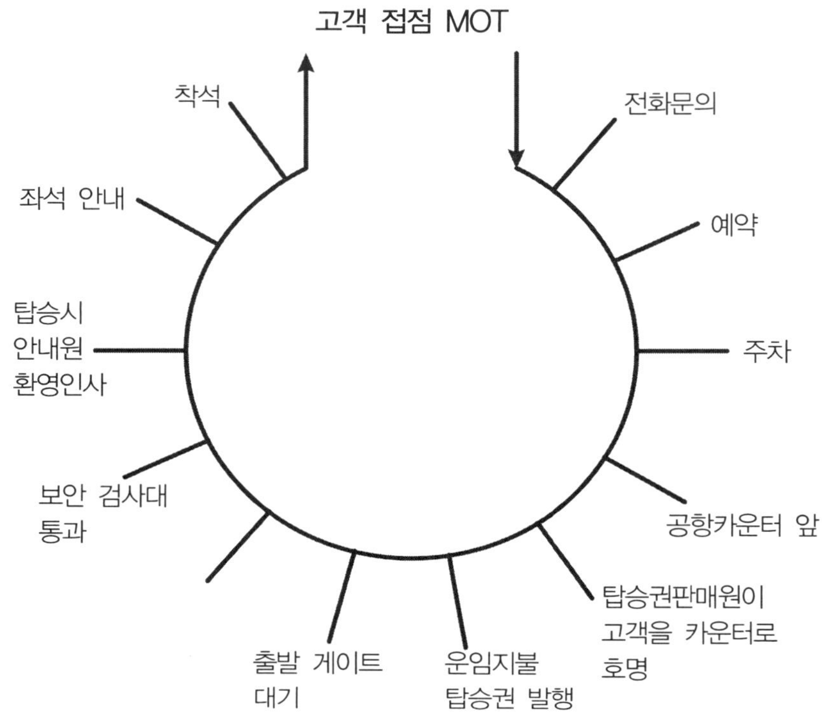
고객 접점 MOT
전화문의
예약
주차
공항카운터 앞
탑승권판매원이 고객을 카운터로 호명
운임지불 탑승권 발행
출발 게이트 대기
보안 검사대 통과
탑승시 안내원 환영인사
좌석 안내
착석

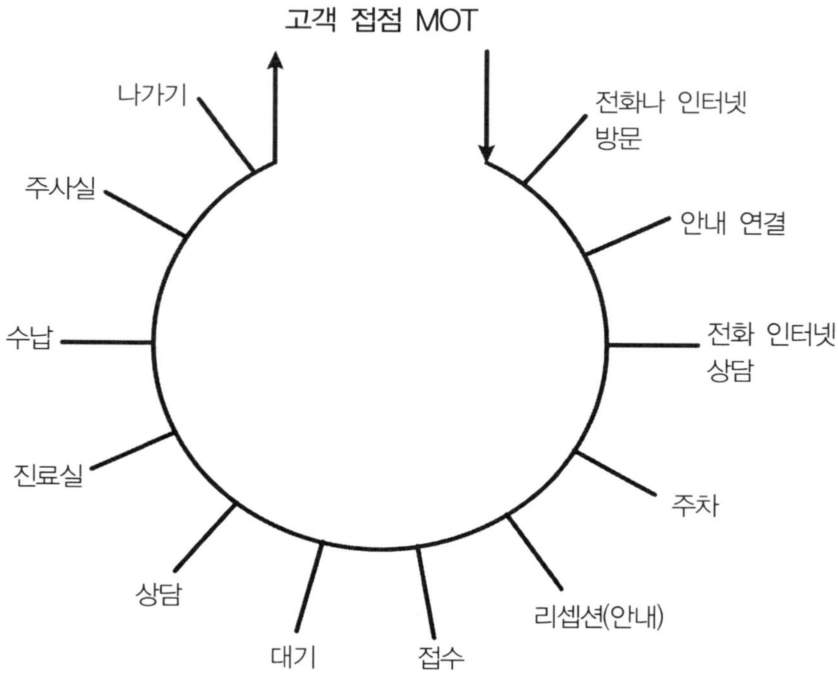
고객 접점 MOT
전화나 인터넷 방문
안내 연결
전화 인터넷 상담
주차
리셉션(안내)
접수
대기
상담
진료실
수납
주사실
나가기

접점 서비스 관리의 중요성

1) 상향 표준화된 품질 경쟁 상황에서의 결정적 차별화 포인트
2) 고정 고객 확보의 핵심 요서
   – 서비스 품질에 문제 발생 시 68%의 고객 거래 중단
3) 가치 전달 체계의 최종 포인트(결정적 순간)
4) 개인별, 시간별, 상황별, 서비스 품질의 불균형

2) 병원 점검사항

(1) 고객은 고객접점에서 병원을 평가한다.

① **신속한 접수와 환자관리** : 문의 및 접수 : 진료를 빨리 받아야 한다.

② **대기환자 수와 환자관리** : 대기 및 상담 : 내 병에 대하서 자세히 알고 싶다.

③ **신속한 진료와 환자관리** :검사 및 진료 : 하루빨리 완치되었으면 좋겠다.

(2) 고객접점의 종류

① **대인 접점** : 접수창구, 약국, 진료실

② **전화 접점** : 전화 상담, 인터넷예약

③ **원격접점** : 현금지급기, 자동화 코너, 무인 판매점, 자동화 기기

(3) 고객접점의 3요소

① Physical evidence(물리적 증거) – Hardware

고객이 보고 느끼는 공간(교통, 주차시설, 건물 청결, 진료시술의 수준, 다양성, 진료권 등

㉠ 현관

- 병원의 첫인상을 결정하는 중요한 장소로 너무 화려하지 않도록 한다.
- 지나치게 화려하지 않으면서 고객의 발길이 자연스럽게 갈수 있도록 한다.

ⓛ 대기실

- 깨끗한 느낌과 정보가 함께 제공되는 곳으로 고객이 관심을 받고 있다는 느낌을 주도록
- 대기시간에 대한 올바른 안내가 이루어지도록
- 대기실의 좌석수는 1일 내원고객총수의 20% 정도가 적당

ⓒ 접수창구

- 접수창구의 높이는 바닥으로부터 1m 전후가 적당
- 대기실 쪽 접수창구의 폭은 20cm가 적당
- 폭이 너무 넓으면 환자가 물건을 놓는 선반으로 사용할 우려가 있음
- 접수처 안쪽은 바닥으로부터 80cm높이에 책상모양의 선반을 만들어 놓으면 업무상 편리하다
- 접수창구의 동선과 업무능률을 고려하여 의자를 선택하고 배치한다.

ⓡ 진료실

- 진료실은 의사와 환자간의 만남이 이루어지는 장소. 고객을 맞이하는 마인드가 필요한 것은 진료실에서도 예외일수 없다.
- 최소한의 동선과 집기배치가 중요
- 진료의 능률과 고객을 위한 안락함을 동시에 확보해야 한다.
- 미관상 청결과 병원감염에 대한 고려 필요

ⓜ 화장실

- 가장 예민한 공간으로 세심한 배려로 빛나는 곳이다.
- 가장 중요한 것은 청결, 정기적인 청소외에도 언제든지 상황에 따라 능동적으로 청소해야 한다.
- 세면대 옆에는 수건이 아닌 일회용 핸드페이퍼를 걸어둔다.

② Process(절차) – Software

고객이 접하는 서비스(내부 시스템의 절차, 예약, 서비스, 업무처리, 대기실 운영 등)

· 서비스와 일이 처리되는 속도와 정확성 등에 대한 고객의 인상과 평가를 말한다.

㉠ 접수

· 접수노트나 시스템을 효율적으로 활용하고 고객에게 노출되지 않도록 주의한다.

· 챠트작성시 주관적 증상표현에 많은 정보가 담겨 있으므로 인위적 표현으로 작성하지 말고 가능한 환자가 표현하는 말 그대로를 적는다.

㉡ 진료실

· 진료비가 비싸다고 하는 경우에는 담당의사나 코디네이터가 검사나 치료가 이루어지는 과정을 자세히 설명한다.

· 치료비가 비싸다는 것은 적정치료보다 비싸다는 것이며 적당한 치료비란 환자가 그 가치를 인정할 때 결정된다.

· 환자들은 치료비가 비싸기 때문에 화를 내는 것이 아니고 진료비가 높아진 이유에 대해 충분히 설명 듣지 못했기 때문에 화를 낸다.

· 말로만 설명하기 보다는 시각적인 자료를 통해 설명한다.

③ People(사람) – Humanware

고객이 느끼는 직원의 고객지향도

(친절도, 용모, 유니폼, 태도, 의사소통, 매너, 성실성, 신뢰성, 이미지 등)

㉠ 고객을 호명할 때에는 고객지위에 맞춰 불러주거나 oo님 이라고 불러주는 것이 무난하다.

㉡ 진료실에서는 의료진간의 개인적인 대화는 삼가 해야 한다.

3) 고객접점(MOT) 매뉴얼

(1) 우리 병원 고객 접점 매뉴얼 작성

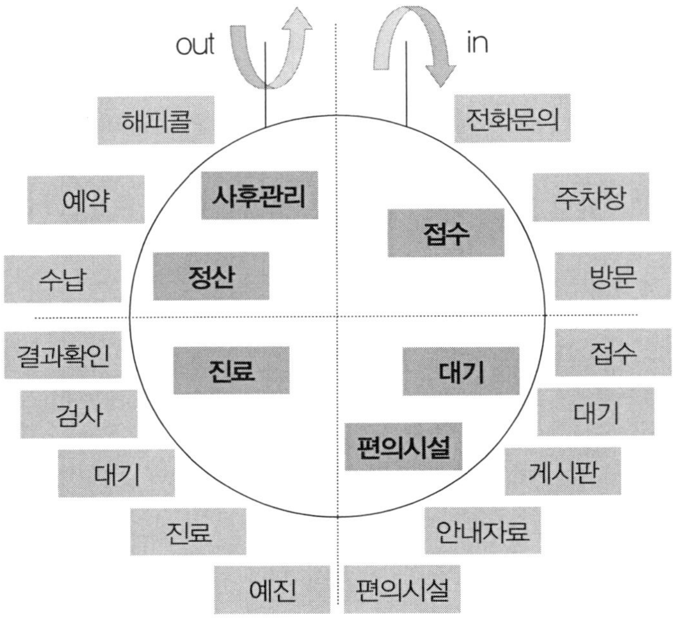

고객의 입장에서 병원을 접하는 처음 순간부터 진료를 마치고 해피콜을 받는 사후 관리까지의 모든 순간을 나누어 보면 우리 병원의 진료 프로세스를 알 수 있다.

① 고객이 병원 문을 열고 들어오는 순간
② 접수증을 제시하는 순간
③ 예약 누락에 대한 설명을 드리는 순간
④ 진료 지연에 대한 안내를 해야 하는 순간
⑤ 검사비에 대한 질문을 듣는 순간
⑥ 전화로 담당 의사를 찾는 순간
⑦ 배웅 인사를 하는 순간

위와 같은 순간에 대한 대화 내용, 표정, 음성, 시선, 자세, 동작 등을 세부적으로 정립하는 것이 고객 응대 매뉴얼의 표준안이다.

이러한 고객 응대 매뉴얼 관리는 고객 만족을 위한 지속적 개선과 함께 잠재되어 있는 문제점의 조기 파악 및 신속한 조치가 가능하여 직원들은 좀 더 적극적인 응대를 할 수 있다.

(2) 매뉴얼 제작 시 유의 사항

① 매뉴얼의 실질적 활용을 위해서는 병원 임직원 스스로의 고객 접점 체크가 필수적이다.

② 신입 직원 교육용 교재로 활용하기 위해서 부서별 업무 분장에 대한 기록을 체계적으로 다룬다.

③ 매뉴얼 제작 시 직원들의 동참에 대해 격려를 아끼지 않고 무리한 작업 일정은 피하도록 한다.

④ 적극적인 활용을 위해 매뉴얼을 교재로 정기 교육이 필요하다.

MOT 상황	고객 접점 응대 상황	표준화 응대 언어	표준화 응대 태도
진료 후	진료 만족도 및 예약	1. 네. 진료는 잘 받으셨는지요? 다른 불편하신 것은 없으십니까? 2. 다음 예약은 언제쯤 가능하시겠습니까? 네, OOO님 원하시는 O월O일 00:00 시로 예약되셨습니다. 3. 예약 전날 확인전화 드리도록 하겠습니다.	1. 진료에 대한 만족감을 묻는다. 2. 성실한 자세로 말을 건넨다. 3. 아이컨텍을 한다. 4. 예약날짜를 반복해서 확인
진료 후	진료 만족도 및 예약	1. 네. 진료는 잘 받으셨는지요? 다른 불편하신 것은 없으십니까? 2. 다음 예약은 언제쯤 가능하시겠습니까? 네, OOO님 원하시는 O월O일 00:00 시로 예약되셨습니다. 3. 예약 전날 확인전화 드리도록 하겠습니다.	1. 진료에 대한 만족감을 묻는다. 2. 성실한 자세로 말을 건넨다. 3. 아이컨텍을 한다. 4. 예약날짜를 반복해서 확인
수납	현금을 수납하는 경우	1. 네, 오늘OO진료 하셨네요. 총 OOO 입니다. 2. OOO 받았습니다. 거스름돈 OOO 입니다.	1. 총 진료 금액을 말한다. 2. 두 손으로 금액을 받고, 확인함
	수표를 수납하는 경우	1. 네, 오늘 OO 진료 하셨고, 수납액은 총 OOO입니다. 죄송합니다만, 아래에 성함이랑 연락처 기재 부탁드립니다. 신분증도 함께 보여 주시면 감사 드리겠습니다. 네~ 감사합니다. 거스름돈 OOO입니다. 확인해 보시기 바랍니다.	1. 총 금액을 말한다. 2. 정중하게 기재사항을 부탁함
	카드로 수납하는 경우	1. 네, 오늘 OO 진료 하셨고, 수납액은 총 OOO입니다. OO카드 받았습니다. 몇 개월로 해 드릴까요? 네~ O 개월 할부로 계산해 드리겠습니다. 잠시만 기다려 주십시오. 아래에 사인 부탁드립니다. 감사합니다.	1. 총 금액을 말하고, 할부 여부를 확인함 2. 정중하게 사인을 부탁함
고객 배웅	리셉션에서의 배웅인사	1. 약은 용법대로 드시면 되고, 불편사항이나 문의사항 있으시면 OOO-OOOO으로 연락주시면 됩니다.(명함제공) 2. 감사합니다. 즐거운 하루 되십시오.	1. 15도 정도 가벼운 숙임의 자세 2. 아이 컨텍을 하고, 표정연출

병원 내, 외부 환경 및 서비스 Check List Ⅰ

매우 그렇다-5점, 그렇다-4점, 보통이다-3점, 그렇지 않다-2점, 매우 아니다-1점

부분	MOT	점수	평가
병원 외부환경	병원 건물은 깨끗한가?(간판, 복도, 엘리베이터 등)		예) 청결상태 양호
	건물 입구에서 병원 입구까지 깨끗한가?		
	복도는 병원 안내 및 프로그램 소개로 충분히 활용되고 있는가?		
	주차에 어려움이 없고, 충분한 주차공간확보가 되있는가?		
대기실 (상담실) 환경	음료수대는 청결,정돈이 잘 되어있는가?		예) 음료 및 대기 시간의 지루함을 완화 시켜주는 방법이 있음
	Tea나 음료가 부족하지 않도록 늘 채워져 있는가?		
	대기실의 책자,신문,잡지 및 브러셔는 잘 정돈 되있는가?		
	대기 시간에 지루하지 않을만큼의 읽을 거리가 제공되고 있는가?		
	테이블 쇼파 의자 정리정돈이 잘 되어 있는가?		
	상담시 필요한 도구들이 제 자리에 놓여 있고, 정리정돈이 잘 되어 있는가?		
	적절한 음악이 적당한 크기로 나오는가?		
접수실 환경	접수대가 깨끗하게 정리정돈 되어 있는가?		예) 상태양호
	고객이 써야 할 설문지 및 인적사항 기록표, 필기도구가 근처에 늘 상비되어 있는가?		
접수실 고객응대	밝은 표정으로 친절하고 편안하게 고객을 응대하는가?		예) 직원의 친절도가 낮음/높음 등
	챠트 작성은 원활하게 이루어지는가?		
	점심시간/진료마감 시간/예약 시간 보다 늦게 오는 환자 응대는 잘 이루어지는가?		
	접수 후 환자의 대기시간을 미리 알려주는가?		
	대기 시간이 길어지면 시간 체크 및 양해를 구하는가?		
	환자를 진료실까지 친절히 안내하는가?		
전화 응대	늘 밝고 정확한 목소리로 전화 응대를 하는가?		예) 자신의 소속과 이름을 밝히지 않음
	자신의 이름과 소속을 밝히는가?		
	바른 자세로 적절한 표현으로 일관성을 가지고 응대를 하는가?		
진료실 환경	치료 후 해피콜을 하는가?		예) 진료실이 깨끗함
	진료실 조명은 밝고, 주변 정리정돈이 잘 되어있는가?		
	진료실 분위기가 공포스럽지는 않은가?		
진료실 응대	치료 전에 환자에게 치료에 대해 설명을 하는가?		예) 환자에 대한 배려가 높음. 진료시 의사와 간호사가 다른 환자에 대한 이야기를 나눔.
	치료 중 치료 진행 상태,통증유무를 그때그때 설명하는가?		
	진료실 내에서 대기 시간 관리가 잘 이루어지고 있는가?		
	진료 후에 환자가 chair에서 내려올 수 있도록 배려하는가?		
	환자가 통증을 호소할 때 안심하게 배려를 하는가?		
	진료 후 환자에게 수고의 표시를 하는가?		
	치료 후 환자에게 주의사항을 설명하는가?		
	기구를 옮기거나 놓을때 조심스러운가?		
	진료 후 환자를 접수대로 안내하는가?		
접수대 응대	접수대에서 당일 치료 주의사항을 다시 설명하는가?		예) 치료에 대한 주의사항 상세 설명
	수납 시 정중하게 대응하는가?		
	환자를 끝까지 배웅하는가?		

병원 내, 외부 환경 및 서비스 Check List II

매우 그렇다-5점, 그렇다-4점, 보통이다-3점, 그렇지 않다-2점, 매우 아니다-1점

부분	MOT	점수	평가
팀웍	직원 상호간의 대화는 친근하고 자연스러운가?		예) 직원끼리 반말을 하기도 함
	직원간의 호칭의 통일이 이루어지고 있는가?		
	직원간의 업무 분담은 제대로 이루어지고 있는가?		
	진료 후 직원 상호간 수고의 표시를 하는가?		
	병원의 전체적인 분위기가 직원들에 의해 밝고 활기찬가?		
이미지 관리	표정, 자세, 걸음걸이에 신경을 쓰고 있는가?		예) 단정함과 청결함
	단정한 복장과 개개인의 단정함에 신경을 쓰고 있는가?		
	병원 내 비치 물품과 화분들이 잘 관리되고 있는가?		
병원 홍보	병원 홍보자료가 충분하여 마케팅에 잘 활용하고 있는가?		예) 병원 홍보물이 충분하지 않음
	병원홍보를 위해 병원 복도, 화장실을 잘 활용하고 있는가?		
	게시판을 충분히 활용하고 있는가?		
	병원 게시물 활용은 적절히 이루어지고 있는가?		
	자료나 직원에 의해 원장의 PR이 제대로 이루어지고 있는가?		
	의사 및 직원의 명함이 접수대에 준비되어 있는가?		
	홈페이지 관리는 잘 이루어지고 있는가?		
	병원 진료에 대한 프로모션은 잘 이루어지고 있는가?		

3) 고객접점 설계(디자인)

(1) **1단계**: 고객의 입장에서 걸어본다. 고객의 관점에서 우리 병원과 만나는 시작부터 끝까지의 접점을 찾아본다.

(2) **2단계**: 고객접점 유니트(Unit)를 설계한다. 병원 내 각 부서의 고객접점 특징을 파악하여 고객접점의 단위를 구분하여 먼저 고객접점 유니트를 정의한다.

(3) **3단계**: 우리 팀의 고객접점 시나리오를 만든다. 고객접점에서 만나지는 우리 팀의 고객접점 사이클을 정의한다.

(4) **4단계**: 나의 고객접점 시나리오를 만든다. 고객접점 사이클 중에서 나의 고객접점 사이클을 찾아서 고객접점 시나리오를 만든다.

(5) **5단계**: 새로운 표준안 대로 행동한다. 각 접점 단위 별로 고객접점 표준안을 만들고 팀 별로 표준안대로 훈련하고 행동한다.

기본 응대안

과		업무 상황	

접점	접점 응대 안

고객(외래환자) 접점 분석

서비스 단위	세부적인 접점	잘하고 있는 점	잘못하고 있는 점	벤치마킹
병원 이미지 접점				· 잘하는 곳: · 잘못하는 곳:
안내/접수 접점				· 잘하는 곳: · 잘못하는 곳:
상담 접점				· 잘하는 곳: · 잘못하는 곳:
진료/치료 접점				· 잘하는 곳: · 잘못하는 곳:
물리적 시설 접점				· 잘하는 곳: · 잘못하는 곳:

* 벤치마킹 : 병원 내, 동종 병원 및 타서비스 업종의 서비스 수준과 비교, 비교대상의 선정

4) 고객접점 서비스 평가 및 관리

- 고객 만족도 조사
- 모니터링
- 전화 모니터링

5) 고객의 소리(VOC)수집 및 활용

(1) 고객의 소리를 들을 수 있는 채널을 다양화한다.

- 고객 의견카드, 홈 페이지 게시판, 상담실 운영

(2) 고객의 소리를 한곳으로 모아 정리한다.

(3) 정리한 고객이 소리를 검토하고 내용별로 분류하여 그 결과를 병원전체 직원에게 알린다.

(4) 고객들이 제기하는 내용에 대해 대응자료를 표준화하고 이를 병원서비스 매뉴얼에 반영한다.

(5) 정리된 고객의 소리를 토대로 하여 새로운 서비스를 기획하거나 정보로 활용한다.

VOC (Voice of Customer: 고객의 소리)란

기업의 경영활동에 있어서 고객들이 기업에게 반응하는 각종 문의, 불만, 제안 등의 정보를 말한다. VOC 시스템은 기업으로 들어오는 다양한 고객의 소리에 대하여 체계적으로 수집, 저장하고, 분석하여 기업의 경영활동에 활용하고 고객에게 다시 Feedback해 줌으로써 궁극적으로 고객의 소리에 근거한 경영활동을 할 수 있게 하는 경영 체계를 말한다.

연령별 심리행동 분석표

고객 유형	순위	특징적 행동, 기대, 심리
50대 이상	1	1. 설명 시 이해가 느리고 모든 것을 챙겨주기 원한다. 2. 자기 식으로 모든 것을 해석한다. 3. 보호자가 없으면 간호사가 보호자 역할을 해 주기 원한다. 4. 진료과를 잘 못 찾아 헤맨다. 5. 병원 규칙, 규정을 이해하지 못한다. 6. 진료비에 민감하다. 7. 전체적으로 의료원이면서 진료비가 비싸다고 불평이 있는 편이다. 8. 친절하면 특히 고맙게 생각한다.
30이상~50미만	2	1. 대체로 협조적이다 2. 이해시키면 따라주는 편이다. 3. 심리적으로 위축되어 있다. 4. 병에 대한 자세한 설명을 요구한다. 5. 큰 병원에 대한 신뢰도가 높다. 6. 남자들은 회복되면 술을 많이 마시고 말을 잘 안 듣는다.

고객 유형	순위	특징적 행동, 기대, 심리
30세 미만	3	1. 남자들은 농담을 많이 하려고 든다. 2. 환자들의 컨트롤이 어렵다. 3. 치료에도 잘 협조하지 않는다. 4. 요구를 안들어 주면 욕하는 경향이 있다. 5. 무단 외출이 많다. 6. 병원 물품보다 개인 물품을 더 선호한다.

6) 고객 접점 시 적절한 대화요령

(1) 글쎄요. 저는 잘 모릅니다. ▶ 제가 알아보겠습니다.

표현을 고객들은 자신에 대해 무관심과 서비스에 대한 적극성을 가지고 있지않다 라고 받아들인다. 고객에게 "제가 알아보겠습니다."라고 대답하면 고객은 자신이 제시한 문제에 대해 적극적으로 해결해 주려는 긍정적 뜻으로 받아들인다.

(2) 아닙니다. ▶ 제가 할 수 있는 일은

고객의 요구에 불가피하게 '아니오'라고 말해야만 할 때가 있다.

아무런 대안이나 선택을 제시하지 않은 '아니오'는 고객을 화나게 한다. "제가 할 수 있는 일은~"과 같은 말을 시작한다면, 고객은 서비스 제공자가 상황을 해결하려는 자세가 있음을 알게 된다.

(3) 그건 제 소관이 아닙니다. ▶ 이 일에서 손님을 도와줄 수 있는 사람은

고객으로부터 무언가 요구를 받았지만 서비스 제공자가 그 일은 이행할 권한이나 지식을 갖고 있지 못한 경우, 기꺼이 중개인이 되어 그 문제의 해결을 지원할 만한 사람이나 부서로 고객을 안내해 준다.

(4) 옳습니다! 이건 정말 심하군요. ▶ 손님의 실망감을 충분히 이해합니다.

어떤 고객이 다른 직원이나 부서에서 한 일에 대해 불쾌감을 표시하는 경우, 그 말에 동조하여 문제를 악화시켜서는 안 된다. "당신이 옳습니다. 이건 정말심하군요"라는 투의 말을 하면서 동조하는 대신, "얼마나 실망했는지 충분히 이해하겠습니다"라는 식의 감정을 이해하는 표현을 사용한다. 감정의 이해는 고객의 주장에 대한 여부와는 관계없이 염려와 관심을 표시하는 것이다.

(5) 그건 제 잘못이 아닙니다. ▶ 이 문제를 어떻게 처리해야 할지 연구해 봅시다.

화가 난 고객이 문제가 발생한 데 대해 서비스 제공자를 비난하려는 것처럼 보이는 경우, 자연스런 대응은 방어적이 되는 것이다. 따라서 "그건 제 잘못이 아닙니다"라는 말이 혀끝에서 맴돌고 있을 때면, 잠시 숨을 멈추고 이해하는 마음자세로 "이 문제를 어떻게 처리할 수 있을지 연구해 봅시다"라고 말해야 한다.

(6) 제 매니저와 이야기해 보시죠. ▶ 제가 도와 드릴 수 있습니다.

고객들은 회사의 정책이나 절차에서 벗어나 있는 무엇인가를 요구하곤 한다. 이런 경우에는 그들이 빨리 자신의 매니저에게 인계하고 싶은 충동이 생긴다. 그러나 먼저 서비스 제공자가 고객을 위해 무엇을 할 수 있는지에 초점을 맞추어야 한다. "제가 도와드릴 수 있습니다"라고 표현하면 고객의 눈에 좋게 비치게 된다.

(7) 언제까지 필요하십니까? ▶ 최선을 다하겠습니다.

고객이 불합리하고 제공하기 어려운 무언가를 요구하는 경우, 서비스 제공자의 반응은 대체로 불쾌함일 것이다. 종종 서비스 제공자는 고객의 요구를 통제할 수 없는 경우도 있다. 최선책은 부정적인 판단을 보류해 놓은 다음 그 요구들을 이해하기 위해 최선을 다하는 일이다. 고객에게 최선을 다하고 있음을 알릴 필요가 있다.

(8) 진정하십시오. ▶ 죄송합니다.

고객이 당황하거나 화를 낼 때, 혹은 실망을 하거나 걱정하고 있을 때 '진정하시오'라고 말하는 것은 고객의 감정은 별로 문제가 되지 않는다고 이야기하는 것이나 마찬가지다. 고객을 진정시키려면 그 정 반대로 접근법을 택하여 사과를 하라. 서비스제공자의 사과는 자신에 대한 자신감으로부터 나올 수 있다. 사과하는 것을 비굴함 또는 자존심이 상하는 것으로 여기는 사람은 진정한 프로가 아니다.

(9) 저는 지금 바쁩니다. ▶ 잠깐만 기다리시면 됩니다.

서비스 제공자가 다른 고객에게 서비스를 제공하고 있는 중에 다른 고객이 다가와서 필요한 요구를 하는 경우가 많다. 이때 "저는 지금 바쁩니다"라고 말하면 고객은 "왜 하필 나를 괴롭히십니까?"라고 이해할 수 있다. 혹은 "왜 하필이면 이처럼 바쁜 와중에 바쁜 나에게 접근하십니까?"라고 오해하기 쉽다. 따라서 유능한 서비스 제공자는 "잠깐만 기다리시면 됩니다"라고 말하면서 여유 있게 넘어갈 수 있다.

고객은 이 바쁜 상황에서도 자신에게 관심을 갖고 있음을 깨닫게 된다.

(10) 다시 전화 주십시오. ▶제가 다시 전화 드리겠습니다.

일부 고객들의 요구사항을 조사하고 연구할 시간이 필요하거나 시간이 경과한 후에 더 자세한 대화를 해야 하는 경우도 많다. 이런 경우 고객에게 전화번호를 주면서 다시 전화를 요구하기보다는 고객의 전화번호를 물어 자신이 전화하겠다고 하는 편이 바람직하다. 따라서 "다시 전화 주십시오"가 아니라 "제가 다시 전화 드리겠습니다"가 정답이다.

무심코 하기 쉬운 잘못된 근무 행동

환자 앞에서 직원끼리 잡담하기
신문, 잡지를 보거나 껌을 씹는 행동
한 손으로 돈이나 카드 받기
접수대에서 화장하기
접수대에 앉아서 고개만 까딱하는 인사
호주머니에서 손 넣고 팔장 끼며 응대하기
한 쪽 다리를 걸친 상태에서 환자 응대
수화기 어깨에 걸치고 다른 일을 하기
직원 여럿이 몰려서 큰 소리로 웃는 경우
유니폼 입고 외출
다른 업무하다가 환자의 맞이를 무관심 하는 행동
다른 업무시 문의하는 환자에게 답변을 소홀하게 대하는 행동

참 아름다운 손

넘어진 친구를 위해 내미는 손,
그 손은 아름다운 손입니다.

외로움에 허덕이는 사람을 위해 편지를 쓰는 손,
그 손은 아름다운 손입니다.

하루종일 수고한 아버지의 어깨를 주무르는 손,
그 손은 아름다운 손입니다.

낙망하고 좌절한 이에게 내미는 격려의 손,
그 손은 아름다운 손입니다.

사랑하는 사람이 흘리는 눈물을 닦아주는 손,
그 손은 아름다운 손입니다.

나 아닌 남을 위해 눈물 흘리며 기도하는 손,
그 손은 아름다운 손입니다.

그 아름다운 손은 지금 당신에게 있습니다.
당신의 그 아름다운 그 손을 더 아름답게 빛내시길...

당신의 손만 아름다운 것이 아닌 그 마음도 아름답습니다.

2. DISC 행동유형

일반적으로 사람들은 태어나서부터 성장하여 현재에 이르기까지 자기 나름대로의 독특한 동기요인에 의해 선택적으로 일정한 방식으로 행동을 취하게 된다. 그것은 하나의 경향성을 이루게 되어 자신이 일하고 있거나 생활하고 있는 환경에서 아주 편안한 상태로 자연스럽게 그러한 행동을 하게 된다.

우리는 그것을 행동 패턴(Behavior Pattern) 또는 행동 스타일(Behavior Style) 이라고 한다. 사람들이 이렇게 행동의 경향성을 보이는 것에 대해 1928년 미국 콜롬비아대학 심리학교수인 William Mouston Marston박사는 독자적인 행동유형모델을 만들어 설명하고 있다. Marston박사에 의하면 인간은 환경을 어떻게 인식하고 또한 그 환경 속에서 자기 개인의 힘을 어떻게 인식하느냐에 따라 4가지 형태로 행동을 하게 된다고 한다.

이러한 인식을 축으로 한 인간의 행동을 Marston박사는 각각 주도형, 사교형, 안정형, 신중형, 즉 DiSC 행동유형으로 부르고 있다. DiSC는 인간의 행동유형(성격)을 구성하는 핵심 4개요소인 Dominance, Influence, Steadiness, Conscientiousness 의 약자이다.

자신의 행동 유형과 강점을 발견하고 자신에게 맞는 갈등관리, 대인관계 유지방법, 학습방법을 을 활용할 수 있으며, 타인의 행동을 이해하고 효과적으로 다른 사람과 효과적으로 상호 작용할 수 있다.

1) 각 유형별 특징

(1) Dominance(주도형 D)

신체 감각적 재능을 활용 결과를 성취하기 위해 장애를 극복함으로써 스스로 환경을 조성한다. 100마디 말보다 한 번의 경험과 실천이 중요하다고 생각한다.

① 실용적인 지침을 좋아한다.
② 먼저 부딪혀보고 경험을 통해서 나름대로 주관적인 진리를 깨닫기 좋아한다.
③ 빠르게 결과를 얻는다.
④ 다른 사람의 행동을 유발시킨다.
⑤ 도전을 받아들인다.
⑥ 의사결정을 빠르게 내린다.
⑦ 기존의 상태에 문제를 제기한다.
⑧ 지도력을 발휘한다.

⑨ 어려운 문제를 처리한다.
⑩ 문제를 해결한다.

(2) Influence(사교형 I)

말이 많고, 말 재주가 좋으며, 아이디어가 솟구치고 자신의 생각이 정리하며 다양하고 재미있는 표현 방법을 좋아하며, 자신과 마음에 맞는 사람과 함께 일할 때 열심히 정열적이다. 다른 사람을 설득하거나 영향을 미침으로써 스스로 환경을 조성한다.

① 사람들과 접촉한다.
② 호의적인 인상을 준다.
③ 말솜씨가 있다.
④ 다른 사람을 동기유발 시킨다.
⑤ 열정적이다.
⑥ 사람들을 즐겁게 한다.
⑦ 사람과 상황에 대해 낙관적이다.
⑧ 그룹 활동을 좋아한다.

(3) Steadiness(안정형 S)

예측 가능하고 모든 것이 정리정돈 되어 논리적이 절차에 따라 집중하여 해결하려 한다. 과업을 수행하기 위해서 다른 사람과 협력한다.

① 예측가능하고 일관성 있게 일을 수행한다.
② 참을성을 보인다.
③ 전문적인 기술을 개발한다.
④ 다른 사람을 돕고 지원한다.
⑤ 충성심을 보인다.
⑥ 남의 말을 잘 듣는다.
⑦ 흥분한 사람을 진정시킨다.
⑧ 안정되고, 조화로운 업무 환경을 만든다.

(4) Conscientiousness(신중형 C)

C 유형이 높은 사람은 대개 S 유형도 높아 두 가지가 많이 혼재되어 있다. 업무의 품질과 정확성을 높이기 위해 기존의 환경 안에서 신중하게 일한다.

① 생각이 많은 스타일이다.

② 마음 속에 어떤 그림이 떠올라야만 이해가 되는 스타일이다.

③ 중요한 지시나 기준에 관심을 둔다.

④ 세부사항에 신경을 쓴다.

⑤ 분석적으로 사고하고 찬반,장단점 등을 고려한다.

⑥ 외교적 수완이 있다.

⑦ 등에 대해 간접적 혹은 우회적으로 접근한다.

⑧ 정확성을 점검한다.

⑨ 업무수행에 대해 비평적으로 분석한다.

성격 유형 자가 진단표 I

	1		2		3		4	
장점	모험심이 강하다		활기차다		적응력이 뛰어나다		분석적이다	
	설득력이 강하다		장난기가 있는		평화롭다		투지가 강하다	
	의지가 강하다		사교적이다		순종적이다		헌신적이다	
	경쟁심이 강하다		설득력이 뛰어나다		자제력이 강하다		사려가 깊다	
	재치가 있다		남을 상쾌하게 한다		신중하다		공손하다	
	자립적이다		생기발랄하다		포용력이 강하다		배려를 잘 한다	
	긍정적이다		즉흥적이다		인내력이 강하다		용의주도하다	
	확신을 가진다		낙천적이다		수줍음을 잘 탄다		계획성이 있다	
	솔직하다		유머감각이 있다		수용을 잘 한다		체계적이다	
	위풍당당하다		유쾌하다		외교적이다		충직하다	
	위험을 감수한다		쾌활하다		남의 말을 잘 들어준다		주도면밀하다	
	자신감에 차다		고무적이다		일관성이 있다		문화적이다	
	독립적이다		자상하다		기분 나쁜 말을 안한다		이상주의적이다	
	결단력이 강하다		분위기 메이커		세련된 유머감각이 있다		심오하다	
	행동가 적이다		인기가 있다		중재자 역할을 한다		음악적이다	
	집요하다		귀엽다		관용적이다		사려가 깊다	
	지도자의 기질		밝다		잘 경청한다		충성스럽다	
	우두머리 기질		사람을 좋아한다		쉽게 만족한다		조직적이다	
	생산적이다		프로모션을 잘 한다		유쾌하다		완벽주의자	
	당차다		아이디어가 많다		안정적이다		예의가 바르다	
	합계		**합계**		**합계**		**합계**	

성격 유형 자가 진단표 II

	1		2		3		4	
	명령조다		뻔뻔스럽다		무표정		수줍어한다	
	냉정하다		절제되어 있지 않다		무관심		용서를 못한다	
	독불장군의		했던 소리 반복		소극적		분노를 잘 한다	
	직선적이다		건망증		불안감		까다롭다	
	성미가 급하다		변덕이 심하다		우유부단		매사에 자신이 없다	
	관심표현이 없다		남의 말에 끼어듬		비참여적		인기가 없다	
	고집불통		일관성이 없다		잘 망설인다		만족을 모른다	
	거만하다		관용적이다		무덤덤하다		비관적이다	
	논쟁적이다		화를 잘 낸다		목표가 없다		소외감을 느낀다	
단점	자신감이 강함		어리숙하다		냉담하다		부정적인 자세	
	일 중독증상		생색을 잘 낸다		걱정이 많다		움츠려든다	
	눈치가 없다		수다스럽다		소심하다		신경과민의	
	명령조의 말		산만하다		침울하다		의심이 많다	
	아량이 없다		비논리적이다		무심하다		내향적이다	
	교묘하다		지저분하다		어물거린다		우울하다	
	고집이 세다		잘난척하낟		느리다		회의적이다	
	위압적이다		시끄럽다		게으르다		외톨이의	
	성마름		집중이 안됨		나태하다		복수심이 강하다	
	급하다		안주하지 못한다		기피한다		비판적이다	
	교활하다		싫증을 잘 낸다		타협적이다		비사교적	
	합계		합계		합계		합계	

성격 유형 진단 분석 결과

여러분이 체크하신 각 항목의 장,단점의 합계를 기입하세요.

	장점	단점	합계	유형
1				→ D타입 (외향적-업무지향적)
2				→ I타입 (외향적 - 인간지향적)
3				→ S타입 (내성적 - 인간지향적)
4				→ C타입 (내성적 - 업무지향적)

* 성격 유형 판별법

각각의 합계를 낸 후 성격 진단표 상의 1,2,3,4번에 체크한 항목의 합계를 통계를 낸 다음 각각의 성격 타입 중 어디에 해당하는지 확인한다.

네 가지 성격 중 뚜렷하게 나타나는 성격이 있을 수도 있고, 네가지 성격이 고르게 나타날 수도 있다. (인간의 성격 유형은 2가지 이상의 성격 유형이 혼합되어 나타날 수 있다.)

(5) 각 타입별 요구 사항

① D 타입

핵심을 찌르며, 선택과 도전 기회를 제공하는 사람들에게 잘 반응한다.

상대가 신속하고, 핵심적이고, 매사에 분명한 승자이길 바란다.

② I 타입

자신을 놀이에 끼워주거나 신나는 일에 참여시키는 명랑한 사람들에게 잘 반응한다.

상대가 재미있고, 민감하며, 즐겁고, 긍정적이고, 자극적이고 열광적이길 바란다.

③ S 타입

한 가지 생각에 열중할 수 있게 해 주며, 안심시키는 사람들에게 잘 반응한다.

친절하고, 인내심이 있고, 명랑하고, 이해심 있기를 바란다.

④ C 타입

사실에 근거하여 자신들의 발언을 통계로 뒷받침하는 사람들에게 잘 반응한다.

상대가 씩씩하고, 정확하고, 책임감 있고, 분석적이길 바란다.

2) 개인 행동의 이해

(1) 인간 행동의 4가지 성격 유형(외향/내성적)

외향성과 내향성을 구분하기 위한 질문

① 에너지를 어디에서 얻고 어떤 방법으로 쓰는가?

② 어디에 에너지를 집중하는가?

③ 일할 때 문을 열어 두는가 닫아 두는가?

④ 다른 사람과 자주 어울리는 편인가?

⑤ 나는 3~4가지 일을 동시에 진행할 수 있는가?

⑥ 나는 행동한 다음에 생각하는 편인가?

⑦ 나는 대중 지향적인가? 개인 지향적인가?

외향적(활동)

1.
2.
3.
4.
5.
6.

내향적(수동)

1.
2.
3.
4.
5.
6.

* 외향적이고 빠른 사람은 침착하고 신중하게 행동하는 법을 배움으로써 성격 유형에 균형
* 내성적이고 느린 사람은 좀 더 과단성 있고 활기차게 행동하는 법을 배움으로써 성격 유형에 균형

(2) 인간 행동의 4가지 성격 유형(업무/인간 지향)

업무 지향성과 인간 지향성을 구분하기 위한 몇 가지 질문

① 나는 객관적으로 의사를 결정하는 편인가?

② 나는 직선적, 논리적이고 분석적인가? 아니면 우회적, 감정적, 정서적인가?

③ 상대의 마음에 상처를 주더라도 정직한 것이 더 나은가?

④ 나는 냉정한 것을 좋아하는가? 아니면 다정한 것을 좋아하는가?

⑤ 나는 거의 언제나 시간을 엄수하는 편인가?
아니면 자주 지각을 하고 시간을 흘려보내는 편인가?

⑥ 나는 전반적으로 조직적인 사람인가?
아니면 조직적인 생활에 종종 불편함을 느끼는가?

⑦ 나는 일을 끝낸 후에 쉬는 편인가?
아니면 그럴듯한 이유를 찾으면서 일을 뒤로 미루는 편인가?

⑧ 뚜렷한 목표와 계획을 가지고 체계적으로 생활하는가?
아니면 목표와 방향이 상황에 따라 변경 가능하고 융통성이 있는가?

⑨ 빨리 결정을 하고 조직적인 것을 좋아하는가?
아니면 결정을 내리는데 여유가 있고 개방적인가?

외향적(활동)

1. ____________________

2. ____________________

3. ____________________

4. ____________________

5. ____________________

6. ____________________

내향적(수동)

1.

2.

3.

4.

5.

6.

* 업무 지향형은 다른 사람들과 공감하는 법을 배움으로써 자신의 성격에 균형
* 인간 지향형은 계획을 세워 일을 추진하는 법을 배움으로써 자신의 성격에 균형

참고문헌

강희선, 고객만족 요럴땐 요렇게, 영진미디어, 2007

권정선 외, 서비스코디네이터, 2002

김경섭 외, 성공하는 사람들의 7가지 습관, 1994

김미현, 컬러진단과 이미지 메이킹, 예림, 2003

김주영 외, 고객만족, 아카데미아,

김한권, 성공하는 직장인의 53가지 예절, 조선일보사, 1996

박상섭, 잘되는 병원 안되는 병원, 신흥인터낼셔날, 2003

박성수, 죽은 CRM 다시 살리기, 시대의 창출, 2001

박세택 외, 병원코디네이터,청구문화사, 2011

박인출, 병원을 경영하라, 몸과 마음, 2001

박종선 외, 병원코디네이터, 현문사, 2011

박주희, 의료 마케팅, 현문사, 1998

박현, 좋은 병원 전문클리닉, 아진, 2001

신향선, 컬러이미지메이킹, 도서출판국제, 2003

양춘희, 비즈니스커뮤니케이션, 북코리아, 2004

유승흠, 병원경영이론과 실제, 수문사, 1998

윤영아, 병원코디네이터, 현문사, 2003

의료경영학과, 병원경영개론, 성원미디어, 2010

이동희, 매너와 이미지메이킹, 형성출판사, 2003

이유재, 서비스마케팅, 학현사, 2002

이유재, 울고웃는 고객, 연암사, 2002

이종화, 병원 고객접점관리 매뉴얼,수문사, 2010

이코노미스트, 병원도 질 경영시대, 중앙일보사, 1996

임혜경 외, 병원서비스코디네이터길라잡이, 새로운사람들, 2003

장수용, 고객 서비스 이것이 기본이다, 현대미디어, 2005

조우현 외, 의료서비스마케팅,퇴설당, 1999

진행규, 고객불만을 만족으로 전환시키는 방법, CS경영연구소, 1998

황성완 외, 병원코디네이터 만들기, 보문각, 2010

제 2 편

병원서비스 코디네이터 실무

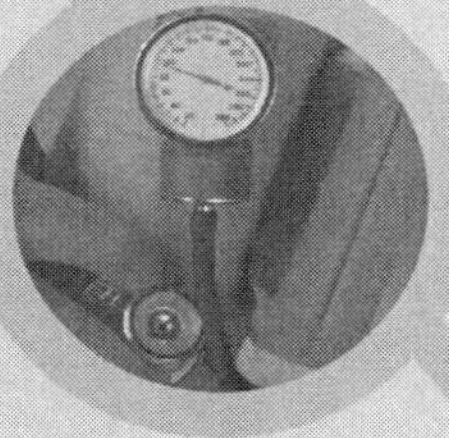

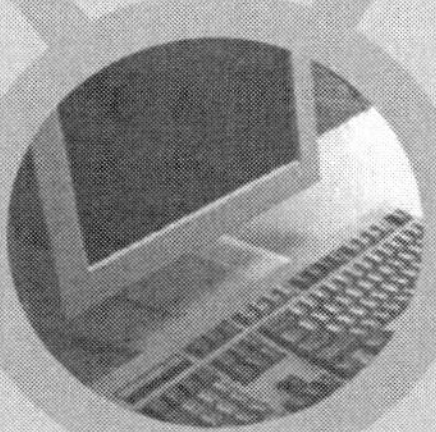

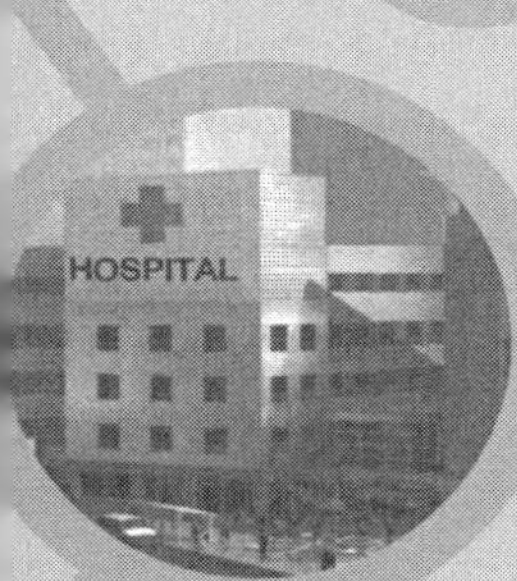

제 1 장

고객 맞이

1. 대기중의 고객맞이

1) 상황 1

직원: (활기차고 단정한 모습으로 대기상태)

고객: 안녕하십니까?

직원: 안녕하십니까? 무엇을 도와 드릴까요?

2) Point

(1) 고객은 꼭 방심할 때 오십니다.

(2) 첫인상은 두 번 줄 수 없기 때문에 첫 응대에 주의하도록 합니다.

3) 잘못된 응대

(1) 고객이 무엇인가를 찾는 것을 알면서도 못 본 척 한다.

(2) 고객이 물어보아야 마지못해 응대를 한다.

(3) 다른 업무 중(전화나 대화 시)일 때 고객이 물어도 계속적으로 그 업무에만 치중한다.

4) 상황 2

(1) 고객의 행동파악(이곳 저곳으로 시선을 두리번거림)
(2) "안녕하십니까? 어서 오십시오. 무엇을 도와드릴까요? 또는 고객님 혹시 어디를 찾으십니까"라고 밝은 표정과 음성으로 말한다.

5) 상황 3

직원: 안녕하십니까?
고객: 여기가 oo병원이 맞나요?
직원: (미소를 띠며) 네 맞습니다. 무엇을 도와 드릴까요?

6) Point

(1) 적극적인 첫 응대로 좋은 첫인상을 주도록 합니다.
(2) 고객을 직원이 모든 일을 제쳐 두고 자신을 반갑게 맞아 주기를 바랍니다.

7) TIP

(1) 재빨리 일어서서 "안녕하세요? 반갑습니다!"하고 인사를 한다.
(2) 말씨와 표정은 부드럽고 정중하게 한다.
(3) 복장이나 모양새로 고객을 차별하지 않는다.
(4) 처음 오는 고객인지 자주 들르는 고객인지 확인한다.

8) 점검 사항

좋은 서비스란 한마디로 말해 고객을 기분 좋게 만족시키는 서비스이다.
고객을 보다 더 즐겁게 서비스하기 위한 자세에는 다음 3S가 있다.

(1) **스마일**(SMILE)

건강한 얼굴, 환한 얼굴, 단정한 용모, 명랑한 음성, 정중한 태도, 평소 상황에 따른 대응 훈련

(2) **서비스**(SERVICE)

친절응대, 고객의 입장 이해, 정중한 자세와 일처리, 고객과의 약속 이해, 사후 점검

(3) **스피드**(SPEED)

재빠른 행동, 신속한 처리, 일의 표준화, 고객의 일부터 우선시

2. 환영 단계(고객맞이)

1) 점검 사항

직원: (고객이 대화를 나눌 정도의 거리에 오시면) 안녕하십니까?

고객: 검사 받으러 왔는데요.

직원: 예~ 반갑습니다.

2) Point

(1) 시선은 항상 고객님이 오는 것을 주시하고, 눈맞춤을 합니다.

(2) 목소리를 경쾌하게 합니다.

(3) 고객 인입시 스탠딩 서비스를 바로 진행합니다.

3. 접수 desk에서

1) 점검 사항

고객: 안녕하세요? 접수 하러 왔습니다.

직원: (일을 멈추고 고객과 눈을 맞추며) 안녕하십니까? 접수하러 오셨어요? 오늘 처음 방문이십니까?

2) Point

(1) 시선은 항상 고객이 오는 것을 주시합니다.
(2) 밝고 반가운 표정으로 목소리는 경쾌하게 조금 높입니다.
(3) 따뜻한 미소와 시선으로 맞이한 후 즉각 업무처리를 해주는 적극적인 자세를 보입니다.
(4) 접수증은 반드시 고객과 눈을 맞춘 후 두 손으로 공손하게 받습니다.

4. 고객 접점 단계(고객응대 자세)

1) 점검 사항

직원: (열심히 전산작업 중)

고객: 저기 실례합니다.

직원: (하던 일을 즉시 멈추고 반갑게 고객을 맞이하며) 안녕하십니까? 무엇을 도와드릴까요?

고객: 저 예약하러 왔는데요?!
직원: 네~ 제가 바로 도움 드리겠습니다.

(1) Point

① 모든 업무의 순서는 고객이 우선이 되어야 합니다.
② 개인 업무중 고객이 다가오면 신속하고 반갑게 맞이 합니다.
③ 고객과 물건을 주고 받을 경우에는 두 손으로 공손히 받습니다.

2) 점검 사항

직원: 000님, 이제 안심하셔도 됩니다. 제가 도와 드리겠습니다.
고객: 네 고맙습니다. 빨리 좀 부탁 드립니다.

(1) Point

① 항상 고객의 입장에서 신속하게 능숙한 조치로 만족을 시킵니다.
② 부드럽고 상냥하게 응대합니다.
③ 고객은 내 가족처럼 대합니다.

용모복장 CHECKLIST 남직원용

아래의 체크리스트를 이용하여 나의 용모복장 관리 수준을 점검한다.
해당되는 항목에 체크(V)해 봅시다.

구분	체크 항목		V
머리	앞머리가 눈을 가리지 않는다.		
	잠자던 흔적이 남은 머리는 아니다.		
	비듬은 없다.		
얼굴	면도하다 남은 수염이나 콧털은 보이지 않는다.		
	안경은 더러워져 있지 않다.		
복장	셔츠	옷깃이나 소매깃이 깨끗하다.	
		색까르 모양은 단정하다.	
		다림질은 되어 있다.	
	넥타이	비틀어지지 않았다. 매듭은 늘어져 있지 않다.	
		더럽거나 주름이 가지는 않았다.	
		길이는 적당하다.	
	상의	너무 화려하지는 않다.	
		서있을 때 단추는 채워져 있다.	
	하의	다림질은 잘 되어 있다. 무릎은 나와있지 않다.	
		벨트는 손상되어 있지 않다.	
손	더럽지 않다.		
	손톱이 길지 않다.		
양말	흘러내려가 있지 않다.		
	화려한 색깔이나 모양은 아니다. 흰색 스포츠용 양말은 아니다.		
	뒷꿈치가 닳아 있지는 않다.		
구두	깨끗이 닦여 있다.		
	뒷굽이 닳아 있지는 않다.		
	색깔이나 모양이 비즈니스에 적당하다.		

▷나의 복장 수준은?(체크한 항목의 개수를 세어본다)

18개 이상	퍼펙트! 멋쟁이 당신!!!	10개~14개	실연의 아픔을 겪고 계시나요?
14개~18개	늦잠자서 신경을 못 썼군요.	10개 이하	00병원에 근무하는 거 맞으세요?

용모복장 CHECKLIST 여직원용

아래의 체크리스트를 이용하여 나의 용모복장 관리 수준을 점검한다.
해당되는 항목에 체크(V)한다.

<table>
<tr><th>구분</th><th colspan="2">체크 항목</th><th>V</th></tr>
<tr><td rowspan="3">머리</td><td colspan="2">지나치게 밝은 색으로 염색을 하지는 않았다.</td><td></td></tr>
<tr><td colspan="2">앞머리가 눈을 가리지 않는다.</td><td></td></tr>
<tr><td colspan="2">긴머리는 묶었다.</td><td></td></tr>
<tr><td rowspan="4">얼굴</td><td colspan="2">눈화장은 자연스럽다.</td><td></td></tr>
<tr><td colspan="2">눈화장은 자연스럽다.</td><td></td></tr>
<tr><td colspan="2">피부화장이 뭉치거나 번들거리지 않는다.</td><td></td></tr>
<tr><td colspan="2">안경이 더러워져 있지 않다.</td><td></td></tr>
<tr><td rowspan="6">복장</td><td rowspan="3">상의</td><td>유니폼 이외의 상의를 입지 않는다.</td><td></td></tr>
<tr><td>다림질은 되어 있다.</td><td></td></tr>
<tr><td>옷깃이나 소매깃이 깨끗하다.</td><td></td></tr>
<tr><td rowspan="3">하의</td><td>치마는 무릎선 길이다.</td><td></td></tr>
<tr><td>치마 단처리는 깔끔하다.</td><td></td></tr>
<tr><td>다림질은 잘 되어 있다.</td><td></td></tr>
<tr><td rowspan="2">손</td><td colspan="2">손톱이 길지 않다.</td><td></td></tr>
<tr><td colspan="2">매니큐어 색깔이 튀지 않는다.</td><td></td></tr>
<tr><td>스타킹</td><td colspan="2">스타킹은 항상 신는다.</td><td></td></tr>
<tr><td rowspan="3">구두</td><td colspan="2">슬리퍼를 신고 객장으로 나오지 않는다.</td><td></td></tr>
<tr><td colspan="2">직장인의 구두로 적합한 구두를 신는가.</td><td></td></tr>
<tr><td colspan="2">구두는 항상 깨끗하다.</td><td></td></tr>
<tr><td rowspan="2">액세서리</td><td colspan="2">화려하거나 늘어지지 않는다.</td><td></td></tr>
<tr><td colspan="2">귀걸이, 목걸이, 반지, 시계 포함 4개가 넘지 않도록 한다.</td><td></td></tr>
</table>

▷나의 복장 수준은?(체크한 항목의 개수를 세어본다)

18개 이상	퍼펙트! 멋쟁이 당신!!!	10개~14개	실연의 아픔을 겪고 계시나요?
14개~18개	늦잠자서 신경을 못 썼군요.	10개 이하	00병원에 근무하는 거 맞으세요?

제2장

기본 자세

1. 용모

1) 복장

(1) 고객응대

· 때와 장소와 분위기에 알맞으면서도 개성을 살린 용모는 고객들에게 호감을 주므로, 항상 좋은 인상을 주는 용모를 유지한다.

· 몸치장의 기본은 청결, 기능, 조화이며, 직장생활에 알맞은 용모를 갖추도록 다음 상황을 체크해 볼 필요가 있다.

① 점검 사항

깨끗한 손의 청결상태를 유지하도록 합니다. 고객에게 주사를 놓을 때도 투약할 때도 매니큐어, 반지 등의 화려한 장식은 유니폼에도 어울리지 않을 뿐 아니라 감염예방차원에서도 지양해야 하므로 손을 항상 깨끗함을 유지하도록 합니다.

② Point

㉠ 단정한 용모와 복장은 고객을 응대하는 기본이라고 할 수 있습니다.

㉡ 용모는 항상 청결을 유지하고 유니폼은 깨끗하고 단정하게 유지하도록 합니다.

(2) 용모 점검

① **얼굴** : 화장은 지나치지 않은가?(립스틱, 눈화장)
② **유니폼** : 단정하고 청결한가?
③ **실내화** : 잘 닦았는가?
④ **머리** : 청결한 상태인가? 병원 분위기에 맞는 스타일인가?
⑤ **소매나 깃** : 청결한가?
⑥ **손톱** : 깨끗한가? 매니큐어는 적당한가?
⑦ **사원증**: 제 위치에 패용하고 있는가?

2) 얼굴

- 고객에게 신뢰감과 안정감을 줄 수 있는 깔끔한 이미지 표현이 중요하다.
- 지나친 유행 메이크업은 피한다.
- 피부색을 너무 밝거나 어둡게 하여 목과 손의 색상 차이가 나지 않도록 한다.
- 눈썹은 자연스러운 모양으로 하고, 립스틱은 채도가 너무 낮은 색은 피한다.

(1) N.G!

스모키 화장 및 강한 색조화장은 피하도록 합니다.

(2) GOOD!

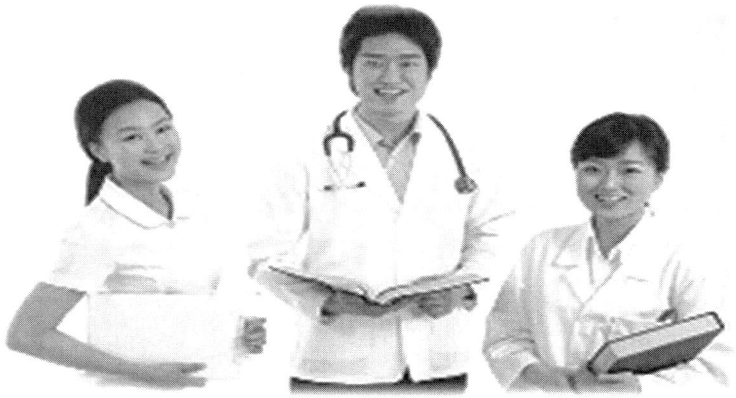

3) 유니폼

(1) 유니폼은 서비스의 유형적 증거가 되므로 병원의 이미지를 반영시킨다.
(2) 청결 유지를 위한 잦은 세탁과 다림질은 필수다. (특히, 시선이 많이 가는 소매 끝과 목 부분은 청결히 한다.)
(3) 본인의 사이즈에 맞는 유니폼은 입고 단추와 실오라기 등을 확인한다.

4) 병원 이미지에 맞는 옷차림 전략

작성해 봅시다.

(1) 학과 :

(2) 계열 :

(3) VALUE:

(4) 적용:

5) 헤어

(1) N.G !

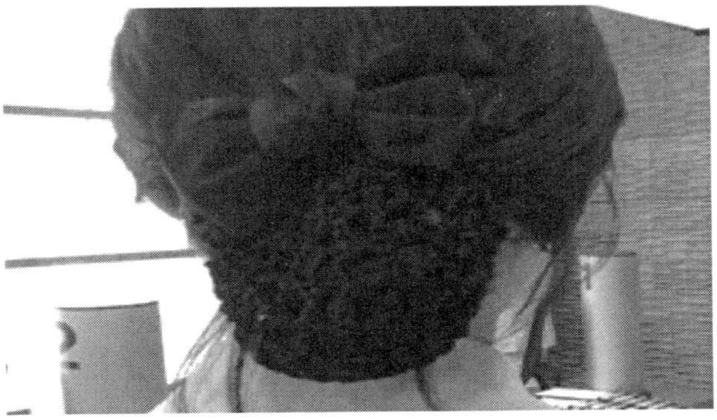

(2) 점검 사항

잔머리가 흘러내리지 않도록 실핀이나 헤어 제품을 활용하여 깔끔한 헤어를 유지하도록 합니다.

(3) Point

① 긴 머리는 단정하게 묶거나 올립니다.

② 지나치게 화려한 장식은 피합니다.

③ 유니폼에 맞게 과도하게 화려한 화장은 피합니다.

6) 손톱정리

(1) N.G

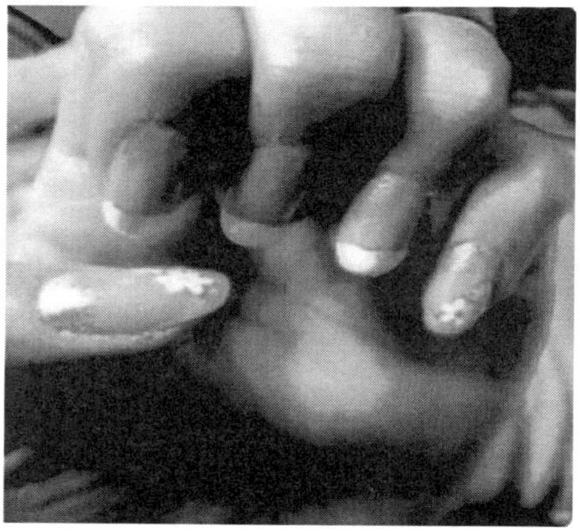

(2) GOOD!

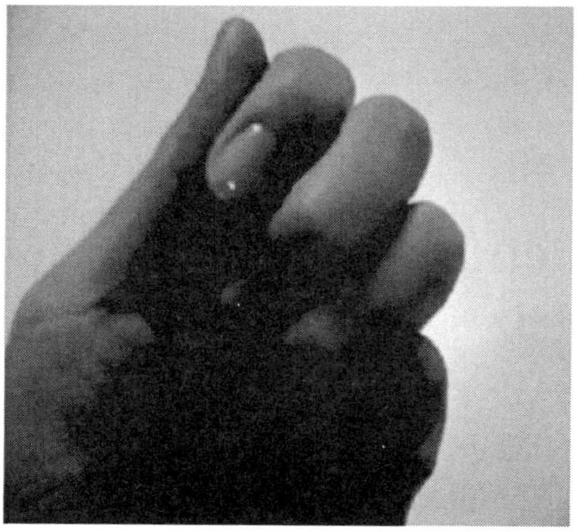

2. 표 정

1) 점검 사항

직원: (밝고 환한 표정으로) 안녕하십니까? 어서 오십시오.

고객: (기분좋은 듯) 이것 좀 확인해주세요

직원: 네~ 00 검사 받으러 오셨습니까?

고객: 네~ 맞아요.

직원: 바로 처리해 드리겠습니다.

2) 밝은 표정을 위한 안면 근육 운동

(1) 눈썹 운동

양손의 손가락으로 눈썹 바로 윗부분을 가볍게 누른 상태에서 상->하->좌->우로 움직이면서 근육을 이완시켜 준다.

(2) 미간 운동

미간에 손가락을 살짝 대고 좌우로 움직여 근육을 이완시켜 준다.

(3) 눈 운동

눈동자를 상->하->좌->우로 돌려가며 눈 운동을 해주고 눈을 감고 양쪽 손가락으로 눈 주위를 지압해서 눈 주위 근육도 이완시켜 준다.

(4) 코 운동

손가락으로 코 주위 근육 및 미간에 콧망울까지 꼭 눌러 준다.

(5) 뺨 운동
공기를 입 안 가득 넣어 부풀린 뒤 오른쪽->왼쪽->위->아래로 번갈아 가며 움직인다.

(6) 입술 운동
입꼬리를 귀까지 당긴다->입술을 모아 힘껏 앞으로 내밀었다가 다시 원위치한다.

(7) 턱운동
턱을 아래로 힘껏 내렸다가 원위치한 후 좌->우로 움직인다.

3) "어서 오십시오. 반갑습니다."

(1) 아무리 좋은 인사말일지라도 표정이나 태도에 반가움이 나타나지 않는다면 상대에게 좋은 이미지를 줄 수 없다.
(2) 첫인상이 나쁘면 응대가 아무리 친절해도 새로운 인상을 심는 데 대단한 어려움이 따르게 된다.
(3) 따라서 밝은 표정은 밝고 자연스럽게 하여 상대방에게 좋은 이미지를 심어주도록 한다.
(4) 처음부터 호감을 주는 것이 중요합니다.
(5) 사람에게는 고정관념이라는 틀이 있기 때문에 일정한 이미지가 형성된 후에는 유리한 영향을 받게 됩니다.

4) 표정의 자기 관리 : 밝고 자연스럽게 : 때와 장소에 알맞은 미소

CHECK-LIST

- ㅁ상황과 대상에 맞는 표정을 짓고 있습니까?
- ㅁ턱을 너무 들거나 당기고 있지 않습니까?
- ㅁ고개를 한쪽으로 기울이지 있지는 않습니까?
- ㅁ바른 시선으로 고객을 바라보고 있습니까?
- ㅁ밝고 상쾌한 표정입니까?

ㅁ자연스럽게 웃는 표정입니까?
ㅁ몸이 흔들거리지 않고 바른 자세로 웃는 표정입니까?
ㅁ돌아서서 표정이 굳어지지 않습니까?

3. 시선 / 눈맞춤

과연 고객을 대할 때 시선을 어떻게 해야 할까?
: 듣는 사람의 눈동자에 시선을 맞추되 가끔 입언저리를 바라본다.
: 이것은 듣는 사람으로 하여금 마음을 흩어지지 않게 하는 효과가 있다.

"의식의 흐름을 가장 단적으로 표현하는 것은 바로 눈 입니다."
상대방 분의 위치보다 높으면 거만한 인상을 주며, 너무 아래를 보면 비굴한 인상을 주므로 적당한 위치에 시선을 맞추도록 한다.

같은 입장의 두 사람과 말할 때는 이들 두 사람을 번갈아 보면서 말한다.
부탁을 하거나 뭔가를 호소할 때에는 요점이 되는 말에 액센트를 넣는다.
그리고 그때마다 상대방의 눈동자를 마주보면 효과적이다.
듣는 입장일 때에는 상대방의 눈을 보면서 듣는다. 그리고 맞장구를 쳐야 할 때에는 반드시 상대방의 눈동장에 시선을 맞추어 진지하게 듣고 있음을 나타내는 것이 좋다.
고객에게 밝은고 명랑한 모습과 함께 안정된 시선, 표정이 풍부한 시선, 바른 시선을 주면 고객과 보다 밀도있는 대화를 이끌어나갈 수 있음은 물론 관계도 유지할 수 있다.

4. 상황별 인사

· 점검 사항

직원:(고객이 다가오자 경쾌한 인사로 맞이한다) 안녕하십니까?

고객:(기분이 좋아진다) 안녕하세요.

직원:(미소를 지으며) 무엇을 도와드릴까요?

고객: 네 방사선 검사 좀 하려구요.

직원: 네~ 고객님 (의자를 가리키며) 잠시만 이쪽에 앉으셔서 기다려 주시겠습니까? 바로 처리해 드리겠습니다.

고객: 네

· Point

① 인사는 모든 서비스의 첫 단계입니다.

② 밝고 경쾌한 인사는 명랑한 직장 분위기를 연출합니다.

1) 고객을 맞이할 때

(1) "어서 오십시오."

(2) "어서 오세요."

(3) "안녕하십니까?"

(4) "안녕하세요?"

(5) "어떻게 오셨습니까?"

(6) "무엇을 도와드릴까요?"

2) 용건을 받아들일 때

(1) "감사합니다."

(2) “네, 잘 알겠습니다.”
(3) “네, 고객님 말씀대로 처리해 드리겠습니다.”

3) 감사의 마음을 나타낼 때

(1) “매번 감사합니다.”
(2) “항상 저희 병원을 이용해 주셔서 감사합니다.”
(3) “멀리서 와 주셔서 감사합니다.”

4) 질문이나 부탁할 때

(1) “죄송합니다만, 주소를 말씀해 주시겠습니까?”
(2) “죄송합니다만, 성함(존함)이 어떻게 되십니까?”
(3) “죄송합니다만, 제게 주시겠습니까?

5) 기다리게 할 때

(1) “죄송합니다만..”
(2) “죄송합니다만, 5분만 더 기다려 주십시오.”
(3) “담당자와 상의해서 곧 처리해 드리겠습니다.”

6) 고객 앞에서 자리를 뜰 때

(1) “잠깐 실례하겠습니다.”
(2) “죄송합니다만, 잠시 기다려 주십시오.”

7) 고객으로부터 재촉 받을 때

(1) “대단히 죄송합니다. 곧 처리해 드리겠습니다.”

(2) "대단히 죄송합니다. 잠시만 더 기다려 주십시오."

8) 고객을 번거롭게 할 때

(1) "죄송합니다만…."
(2) "대단히 송구스럽습니다만…"
(3) "귀찮으시지만…"
(4) "번거롭게 해드려서 죄송합니다."

9) 불평할 때

(1) "네, 그렇게 생각하시는 것이 당연합니다만…"
(2) "다시 확인해 보겠습니다. 잠시만 기다려 주십시오."
(3) "네, 옳으신 생각이십니다만…"

10) 용건을 마칠 때

(1) "대단히 감사합니다."
(2) "오래 기다리셨습니다. 감사합니다."
(3) "바쁘실 텐데 기다리시게 해서 정말 죄송합니다."

11) 계절 인사(고객을 맞이할 때 / 배웅시)

(1) "날씨 참 좋죠?"
(2) "비가 오는 데 오시느라 수고 많으셨습니다."
(3) "길이 미끄러운데 오시느라 수고 많으셨습니다."
(4) "길이 미끄러운데 조심해서 가십시오."

12) 고객에게 거절할 때

(1) "정말 죄송합니다만…"
(2) "정말 미안합니다만…"
(3) "말씀 드리기 어렵습니다만…"

13) 상급자와의 면담을 요청받을 때

(1) "죄송합니다만, 누구시라고 전할까요?"
(2) "죄송합니다만, 어디시라고 전할까요?

※ 고객만족을 위한 서비스 기본조건 체크리스트

항 목	예	아니오
고객의 기대치보다 높은 서비스를 제공하고 있다.		
약속한 날짜, 시간을 단 한 번도 어긴 적이 없다.		
결코 고객을 기다리게 하지 않는다.		
자사의 상품 및 서비스 자체에 대한 지식을 충분히 갖추고 있다.		
항상 단정한 복장으로 깍듯한 예절로써 고객을 대하고 있다		
고객의 전화는 곧 받는다.		
고객의 이야기를 경청하며 알기 쉽게 설명해준다.		
고객의 입장을 충분히 고려하여 그를 만족시키려 애쓰고 있다.		
고객을 보호하고자 하는 나의 마음을 고객이 신뢰하고 있다.		
고객에게 쾌적하고 좋은 환경을 제공하고 있다.		
나의 서비스에 대한 만족한 고객은 고정고객이 되었다.		
각종 고객정보를 관련부서에 알리고 있다.		
고객의 불만사항을 접수한 순간부터 해결해고자 노력하고 있다.		
나는 우리 병원의 대표이다.		
우리 병원의 서비스 제도나 시스템, 의사결정 과정에 적극 참여한다.		

제3장

고객 서비스 화술

1. 말씨

1) 말을 잘 하기보다는 잘 들어야 하는 것이다. 따라서 상대에게 알맞으며 정확,간결한 응대 용어를 익히도록 한다. 말씨를 어떻게 잘 사용하는가에 따라서 고객에게 끼치는 영향은 크게 달라진다.

2) 고객과의 대화시 언제 이야기하고, 언제 침묵을 지켜야 하는가를 분별할 수 있어야 한다. 또한 똑같은 말을 하더라도 그 사람의 마음에서 우러나오는 말씨에 따라서 고객반응의 폭이 달라진다.

3) 효과를 높이기 위한 9가지 방법이다.
   (1) 상대와 장소를 생각해서 그에 맞는 존댓말을 쓴다.
   (2) 듣는 사람에게 알맞은 말을 사용한다.
   (3) 애매한 표현, 아전인수격으로 해석될 수 있는 표현은 삼간다.
   (4) 위압감을 주는 단어는 피한다.
   (5) 천박한 표현이나 불쾌감을 주는 말은 되도록 쓰지 않는다.
   (6) 상대방이 꺼리는 화제를 거론하지 않는다.
   (7) 감정적인 말은 가급적 피한다.
   (8) 반대입장을 굳이 고집하지 않는다.
   (9) 긍정과 부정의 이유를 분명히 밝힌다.

2. 검사 전 설명

1) 점검 사항

고객: 이검사는 무슨 검사죠?

직원: 네~00기능을 보는 검사입니다.

2) Point

(1) 친절한 사전 설명은 고객님의 불안함을 해소시키고, 신뢰감을 가져다 줍니다.

(2) 고객은 자신이 하는 검사에 대하여 궁금해하고 또한 알아야 할 권리가 있습니다.

(3) 열 번 물으면 열 번 설명해 주십시오.

(4) 가급적 전문용어, 약어, 줄임말을 피하고 알기 쉽게 설명해 주십시오.

3. 고객 서비스 화술

가장 기본적인 것은 존댓말의 사용이다.

고객에게 적절한 경어를 사용하지 않는다면 고객은 이탈해 나간다.

상대방의 인격에 대한 인간다운 존경이나 친절의 정을 표현하는 것이 바로 존댓말이다.

선생님, 어르신, 0씨(X) -> 000님, 000고객님

TIP

우리는 먼저 전달하려는 의사를 고객에게 명확히 이해시킴은 물론, 그 과정을 통하여 친절함과 정중함을 동시에 전달해야 한다. 이들 조건이 완비된 것만이 바람직한 서비스 화술이라고 할 수 있다.

상대에 따라 말을 가려 쓰는 것이다. 평소에 쓰는 말투에는 크게 3가지가 있다.

그 중 친한 사람끼리 또는 손아랫사람인 경우에는 "해라"의 명령체를 쓴다.

보통 사이의 대화에서는 "하시오."하는 하오체를, 손윗사람이나 정중한 대화에서는 "하십시오."하는 존댓말을 쓴다.

말의 바탕이 메마르면 대화의 의미도 없어진다. 어느 곳에서나 통용되는 시원하고 산뜻한 응대용어 중 "예"하는 말이 있다.

언제, 어디서, 누구에게나 "예, 고맙습니다."하고 따뜻한 마음으로 솔직하게 대답하는 습관을 기르자.

가장 많이 사용할 응대어는 "예, 곧 해드리겠습니다.", " 고맙습니다.", "죄송합니다."이다.

가끔 찾아오는 고객이라면 "000고객님, 오셨습니가?"하고 먼저 인사를 건넨다.

이름이 생각나지 않을 경우 "1주일전에 오셧던 분이시군요."하면 이름을 불러주는 것과 마찬가지로 호감을 사게 된다. 그러면 자진해서 자신의 이름을 다시 알려주게 된다. 이러한 배려와 더불어 고객의 성격을 재빨리 파악하는 것도 필요하다.

좋은 서비스란 어디까지나 고객중심으로 이루어져야 하기 때문이다.

고객이 이야기를 중단시키지 말고 주의깊게 경청하라.

고객이 당신의 의견을 묻거든 정직하게 대답하여 마음을 결정할 수 있도록 도와준다.

만약 자리를 떠나야 되는 일이 생기면 상대방의 양해를 구하고 떠날 것이며, 돌아온 후에는 미안하다는 말을 잊지 말라.

고객에게 "감사합니다."라는 말을 잊지 말라.

· 고객 서비스를 저해하는 말

"그건 안 됩니다."

"입장이 곤란합니다."

"바쁘다니까 다음에 하세요."

"책임문제가 따릅니다."
"제 소관이 아닙니다."
"잘 모르겠습니다."
"근무시간이 끝났습니다."
"알아는 보겠습니다."

1) 리셉션 고객 응대

(1) 초진, 재진 접수시

① 안녕하십니까? (인사) 저희 병원을 찾아주셔서 감사합니다.
② 무엇을 도와드릴까요?
③ 000과로 접수해 드리겠습니다.
④ 000과 진료실은 2층에 있습니다.
⑤ 감사합니다. (인사)

(2) 수납 시

① 감사합니다. 000님 (   )원 입니다.
② (   )원 받았습니다.
③ 영수증과 처방전입니다.
④ 빠른 쾌유를 기원합니다. 감사합니다. (인사)

(3) 접수 용지 기재시

① 접수용지에 내용을 기재해 주시겠습니까?
② 어디가 불편하십니까?
③ 예, 내과로 안내해 드리겠습니다.
④ 내과 진료실은 2층에 있습니다.
⑤ 감사합니다. (감사)

(4) 고객 안내시

① 잠시만 기다려 주시겠습니까?

② 000병동은 3층 입니다. 엘리베이터는 복도 중앙에 위치해 있습니다. (가능한 함께 동행)

③ 예, 내과로 접수해 드리겠습니다.

④ 내과 진료실은 2층에 있습니다.

(5) 방사선과 안내시

① 수납하신 후 방사선과 접수 창구에 내시면 촬영하실 방 번호를 알려 드립니다.

② 이 검사는 당일 검사가 안 되므로 수납하신 수 방사선과 접수창구에 가셔서 예약을 받으시고, 00과로 다시 오시면 결과보실 날짜를 예약해 드리겠습니다.

(6) 임상병리과 안내

① 수납하신 후 임상병리과로 가십시오.

② 이 검사는 공복시 채혈해야 되므로 저녁 드시고, 밤 12시부터는 금식하셔야 합니다. 물론 물도 드시지 마십시오(검사시). 내일 아침 0시에 채혈시로 가십시오.

(7) 약처방 있을 때

① 수납하신 후 약 처방을 받으시고 고객님께서 약국을 직접 방문하셔서 약을 구입하셔야 합니다.

② 약사에게 처방전을 보여주시고 설명을 들은 뒤 약을 받아 가십시오.

(8) 입원, 퇴원시

① 안녕하십니까?(인사)

② 예, 입원실을 접수해 드리겠습니다.

③ 000님, 입원실은 0층에 있습니다.

④ 입원실을 안내해 드리겠습니다.

⑤ 예, 퇴원수속을 해드리겠습니다.

⑥ 000님, 퇴원수속이 끝났습니다.
⑦ 000님, 다음 외래진료일정에 대해서 설명 들으셨습니까?
⑧ 000님, 입원하시고 계시는 동안 저희 병원에 대한 불편사항이나 건의사항이 있으시면 의견을 부탁드리겠습니다.
⑨ 저희 병원을 이용해주셔서 감사합니다. (인사)

2) 외래 고객 응대

(1) 초진, 재진 접수시

① 안녕하세요? (인사)
② (초진)저희 병원 처음 이용하시죠? 저희 병원을 찾아 주셔서 감사합니다.
③ (재진) 000님, 안녕하십니까? (인사) 그 동안 어떻게 지내셨습니까?
④ 000님이시군요. 죄송합니다만, 잠시 대기실에서 기다려 주시겠습니까?
⑤ 진료 순서는 예약 환자 사이에 접수하신 순서대로 접수되었습니다.
⑥ 000님의 접수 번호가 000선생님 0번이오니 순서가 되면 알려 드리겠습니다.
⑦ 잠시만 기다려 주십시오(필요한 경우)

(2) 대기시간 지연시

① 죄송합니다. 지금 선생님께서 수술(검사) 중이라 좀 늦어지고 있습니다.
② 00분 후면 오시겠다고 연락이 왔습니다. 조금만 기다려 주십시오.
③ 000님 많이 기다리셨죠? 기다리시게 해서 죄송합니다. (인사)
④ 000님 앞에 0분이 계신데요, 00분 정도는 걸릴 것 같습니다.
⑤ 많이 불편하시지는 않으신지요?
⑥ 조금만 더 기다려 주시겠습니까?
⑦ 순서가 되는 대로 곧 알려 드리겠습니다.
⑧ 000님 이쪽으로 앉으시겠습니까?(의자를 내밀며)

(3) 환자를 부를 때

① 000님, 들어오십시오.

(4) 진료 후

① 000님, 진료가 끝났습니다.

② 죄송합니다만, 잠시 기다려 주시겠습니까?

③ 000님, 수납하셨던 곳에서 잠시 기다려 주시겠습니까?

④ 진료내용을 충분히 이해하셨습니까?

⑤ 문의사항이 있으시면 언제든지 전화를 주십시오.

⑥ 감사합니다. (인사)

3) 병동 고객 응대

(1) 입원시

① 000님 안녕하십니까? (인사)

② 저는 00병동에서 근무하고 있는 000입니다.

③ 000님 저희 병동을 소개해 드리겠습니다.

④ 000님 병실을 00호 입니다. (같이 방문하면서)

⑤ 세탁실은 여기입니다. (같이 방문하면서)

⑥ 000님 불편하시거나 문의사항이 있으시면 언제든지 저를 찾아 주십시오.

(2) 입원기간

① 안녕하십니까?

② 저는 000 병원코디네이터 입니다. 어디 불편하신 데는 없으신지요?

③ 000님 어제는 잘 주무셨습니까?

④ 병실 생활에 불편한 점은 없으십니까?

⑤ 병실의 온도나 습도는 괜찮습니까?

⑥ 불편하시거나 문의사항이 있으시면 언제든지 저를 (코디네이터) 찾아 주십시오.

⑦ 빠른 쾌유를 기원합니다. 감사합니다. (인사)

(3) 퇴원시

① 000님 퇴원하시도록 절차를 설명해 드리겠습니다.
② 담당 의사선생님과 진료에 관한 이야기는 다 끝나셨습니까?
③ 외래진료는 언제 오시는 줄 아십니까?
④ 네, 0월 0일 외래 진료 오실 때는 입원실이 아닌 1층 접수창구에서 접수하시고 000과로 오시면 됩니다.
⑤ 000님, 원무과에서 계산하시면 된다고 연락이 왔습니다.
⑥ 그동안 고생 많이 하였습니다.
⑦ 안녕히 가세요.
⑧ 편안히 가십시오.
⑨ 건강하십시오.

4) 보호자 및 면회객 응대법

(1) 환자를 찾을 때

① 어떻게 오셨습니까?
② 찾으시는 환자분에 대해 아시는 대로 말씀해 주십시오.
③ 어느 환자분을 찾으시는 지요?(보호자 말을 듣은 후)
④ 잠시만 기다려 주십시오, 제가 알아보겠습니다. (알려도 되는 경우)
⑤ 네, 그분은 000님이고 00호실에 계십니다.
⑥ 제가 안내해 드리겠습니다. 오른쪽 방입니다.

(2) 환자 상태 질문시

① 환자 상태에 대해 알고 싶으신 분은 오실 수 있는 시간을 정하여 주십시오. 담당 의사와 연락해서 설명해 드리도록 하겠습니다.
② 환자분과 어떻게 되십니까?

③ 담당의사가 환자 상태에 대해 환자, 보호자분께 설명 드렸습니다. 환자분, 보호자분을 만나보십시오.

(3) 면회객을 대할 때

① 죄송합니다. 지금은 면회시간이 지났습니다.
② 죄송합니다만, 환자분의 안정과 치료를 위하여 돌아가 주십시오.
③ 죄송합니다만, 병실환경은 어린이들의 건강에 좋지 않으니 데리고 가 주십시오.
④ 면회시간은 0시 부터 0시까지 입니다.
⑤ (면회시간이 아닌 경우 면회를 부탁할 때) 궁금하시겠지만 보호자 대기실에서 기다리셨다가 면회시간에 오셔서 면회를 하셨으면 합니다.
⑥ 고맙습니다.

(4) 고객의 유형에 따른 대응 요령

고객은 100인100색, 1인10색 식으로 각양각색이다. 그러므로 고객의 특성에 맞게 서비스하는 것이 중요하다. 마음이 내키지 않다고 해서 사람을 차별하거나 소홀히 대한다면 자신도 그와 똑같은 대접을 받게 된다는 사실을 알아두어야 한다.

나는 평소에 사람들과 대화하면서, ______________________ 하는 것을 잘하는 편이다.

그러나, ______________________ 하는 것은 잘하지 못한다.

① '빨리빨리형'의 고객

일처리가 조금만 늦어도 빨리빨리 해달라고 재촉이 심한 고객이다. 이런 고객은 느긋이 기다리지 못하고 "언제 되는냐?", "이렇게 하라"," 저렇게 하라."하고 독촉한다. 이때에는 가부를 분명히 해야 한다.

"글쎄요.", "아마….","저…."라는 식으로 애매한 말을 쓰면 고객은 신경을 더욱 날카롭게 곤두세우게 된다. 그러나 만사를 시원시원하게 서비스하는 모습을 보이면 이런 사람처럼 다루기 쉬운 고객도 없다.

따라서 이런 고객들에게는 말은 '시원시원' 행동은 '빨리빨리'하는 게 좋다. 늦어질 것 같을 때에는 늦어지는 사유에 대해서 분명히 말해주고 양해를 구한다.

② 이것저것 트집을 잡는 까다로운 형의 고객

이러쿵 저러쿵 말이 많고 꼬투리잡기를 즐기는 고객에게는 '이야기를 경청하고, 맞장구 치고, 추켜세우고, 설득해가는' 방법이 효과적이다.

"옳습니다. 선생님은 확실히 예리하시군요."한 다음 " 저도 그렇게 생각하고 있습니다만…"하고 설득한다.

이런 종류의 고객에게는 잠자코 상대방의 의견을 경청하고 미안하다는 뜻을 나타내는 대응법이 좋다.

③ '뽐내는 거만형'의 고객

자기 자랑이 심하고 거만하며, 담당직원 따위는 거들떠 보지 않고 책임자에게만 접근하려고 하고 고객이 왕이라는 티를 내는 고객,

소위 뽐내는 고객이나 안하무인격으로 큰소리치는 거만형의 고객은 되도록 정중하게 대하는 것이 좋다.

자기 과시욕이 채워지도록 뽐내든 말든 내버려두는 것이다. 의외로 복잡한 클레임은 제가 하기 않고 자기를 인정해달라는 부분이기 때문에 일단 그의 호감을 얻게 되면 여러 면으로 득이 될 경우가 많다.

④ '싹싹하고 쾌활한 명랑형'의 고객

싹싹하고 쾌활해서 상대하기 쉬운 사람이지만 그렇다고 마음을 놓아서는 안된다. 만만하게 여기면 '사람 우습게 보는데?'하며 꽁하는 마음을 먹을지도 모른다. 이런 고객은 후에 인간적인 교류까지도 가능하게 되는 무난한 고객이다. 이런 고객에게 일을 처리함에 있어서는 예스, 노"를 분명히 하는 것이 좋다.

단, 상대방의 쾌활함에 말려들어 예의를 벗어나는 일이 없도록 유의한다.

⑤ '온순하고 얌전형'의 과묵한 고객

"미안합니다만"하고 저자세로 나오는 온순한 고객이다. 이런 얌전형의 과묵한 고객들은 속마음을 헤아리기가 어렵다. 조금 불만스러운 것이 있어도 내색을 잘 하지 않는다.

그러나 말이 없다고 해서 흡족해 하는 것으로 착각해서는 안된다. 저자세이지만 속으로는 날카롭게 관찰하고 있는 무서운 고객일 경우도 있으므로 예의바르게 응대한다. 말이 없는 대신 오해도 잘한다. 정중하고 온화하게 대해 주고, 일은 차근차근 빈틈없이 처리해 주도록 한다.

⑥ 의심이 많은 고객

처음 거래시에 이것저것 캐묻고 이리 갸우뚱 저리 갸우뚱 의심이 많은 고객에게는 너무 자세한 설명이나 친절도 때로는 의심의 대상이 되기 때문이다.

분명한 증거나 근거를 제시하여 스스로 확신을 갖도록 유도하며 때로는 책임자로 하여금 응대하도록 하는 것이 좋다.

⑦ 어린이 동반 고객

어린이에 대한 관심을 고객 자신에 대한 관심으로 여긴다. 어린아이의 특징을 재빨리 파악하여 적절한 찬사를 보내면 효과 100%이다. 울거나 칭얼거린다고 해서 "여기서 울면 못써." 등의 못마땅한 말을 해서는 안되며 다독거려 준다. 어린이를 위하여 약간의 장난감이나 그림책 등을 준비하는 지혜도 필요하다.

제4장

대기시

1. 진료실 앞에서

1) 고객응대

고객: 언제쯤 진료 받을 수 있나요?
직원: 기다리기 지루하시죠? 먼저 접수한 고객 분이 세분 더 계시니까 조금만 더 기다리시면 곧 호명해 드리겠습니다.

2) Point

(1) 대기중인 고객에게 중간중간 관심을 가지고 있다는 것을 주지시켜 줍니다.

2. 대기시간지연으로 클레임

① 고객에게 무관심한 모습은 보이지 않는다.
② 양해를 구하지 않은 채 기다리게 하지 않는다.
③ 동료와의 사담, 고객에 대한 비평은 하지 않는다.
④ 고객과 논쟁하지 않는다.

⑤ 자신과 관계없으므로 모르는 것이 당연하다는 얼굴을 하지 않는다.

⑥ 바쁠 때에도 소란스런 모습을 보이지 않는다.

1) 고객응대

직원: 많이 힘드시죠? 제가 000실에 확인해서 가능한 빨리 검사할 수 있도록 부탁 드리겠습니다.

고객: 그래요. 부탁드릴께요. 제가 언제까지 기다려야 하나요!!

직원: 번거로우시겠지만 잠시만 기다려 주시면, 제가 바로 확인해보고 알려 드리겠습니다.

2) Point

(1) 대화나 전화 응대시 상대방과 이견이 생기고 언쟁을 하게 되는 경우는 상대방의 말을 다 듣지 않고 자기 입장만 강조하여 반복하는 경우가 많습니다. 클레임의 고객인 경우 상대방의 이야기를 먼저 경청하는 자세를 가지고도록 합니다.

(2) 고객의 욕구,기대를 신속히 포착하여 이에 부응하고 상대방을 위한 인간적인 관심을 보이고 고객의 작은 바램도 빠뜨리지 않도록 하는 데 있습니다.

3. 통화중의 고객응대

1) 고객응대

직원:(통화중)

고객:(다가오고 있음)

직원:(목례)기다리게 해서 죄송합니다. 무엇을 도와드릴까요?

2) Point

(1) 곧 끝날 것 같은 전화 통화시에는 고객에게 먼저 가벼운 목례로 곧 응대할 것을 알립니다.
(2) 길어지는 전화 통화시에는 통화상대에게 양해를 구한 후 전화를 잠시 멈추고 정중하게 안내 후, 다시 통화를 합니다.

4. 진료를 마친 후

1) 고객응대

직원: 검사를 몇가지 하셔야 하는데, 제가 자세히 설명해 드리겠습니다. (수납하는 곳과 이동장소를 손으로 방향을 가리키면 자세히 안내)
고객: 감사합니다.

2) Point

(1) 진료 후 각종 처방전에 대해 고객은 매우 낯섭니다.
(2) 고객이 납득할 때까지 설명을 자세히 해주는 배려가 중요합니다.

5. 고객 안내(예약검사가 지연될 때)

1) 점검 사항

직원: 고객님, 죄송합니다. 먼저 오신 고객님의 검사가 늦어져 예약시간보다 약 20분

정도 늦어지게 될 것 같습니다.
고객: 시간이 되어서 화장실도 못 갔는데 지금..
직원: 죄송합니다.

2) Point

(1) 검사 예약시간을 철저히 지킵니다.
(2) 검사가 지연되는 이유를 빨리 알려줍니다.
(3) 기다림은 지루합니다. 볼거리를 잘 정돈하도록 합니다.

6. 대기시 금지해야 할 행동유형

1) 껌을 씹는다.
2) 고객을 앞에 두고, 물, 우유 등 음식을 먹는다.
3) 발을 떨거나 손장난을 한다.
4) 담배를 피우며 손님을 맞이한다.
5) 라디오를 크게 틀어놓고 듣는다.
6) 신문을 펼치고 본다.
7) 화장을 고친다.
8) 기지재, 화품, 큰소리로 재채기를 한다.
9) 이를 쑤시고 귀를 후비고, 손톱을 깎는다.
10) 고객 앞에서 불요불급한 서류철을 정리한다.
11) 근무 중 서랍이나 주머니를 정리한다.
12) 서랍, 출입문, 캐비닉 문을 소리내며 열고 닫는다.
13) 책상 위의 먼지를 서류철 등으로 탁탁 친다.

14) 영어 중 고장난 비품을 고친다.
15) 인터넷 서핑을 한다.
16) 외래 행상에게 몰려 물건을 산다.
17) 영업 중 책상, 의자, 기타 비품을 배치한다.
18) 직원을 큰 소리로 부른다.
19) 의자를 소리나게 끈다.
20) 전화기를 소리나게 놓는다.
21) 요란한 구두소리, 슬리퍼 끄는 소리를 낸다.
22) 옆 동료와 잡담이나 장난을 친다.
23) 덥다고 부채질을 한다.
24) 휘파람, 콧노래를 부른다.
25) 사무실 내에서 바삐 걷거나 뛴다.
26) 큰 소리로 말하거나 웃는다.
26) 점심시간이라고 모두 자리를 비운다.
27) 고객을 앞에 두고 개인용무의 전화를 한다.
28) 근무 중 다른 용무로 자리를 비운다.
29) 고객이 있는데도 불구하고 상급기관이나 기관의 상급자가 왔다고 우르르 몰려 간다.

제5장 고객 안내

1. 물건수수

1) 고객응대

고객: 죄송하지만 메모지 좀 주시겠습니까?
직원: 메모지 찾으십니까? 메모지 여기 있습니다. (눈을 맞춘 후 두손으로 드린다)

2) Point

(1) 고객에게 물건을 드릴 때는 반드시 눈을 맞춘 후 물건을 전달하고 드립니다.

2. 수납창구에서 고객질의

1) 고객응대

고객: 00실은 어느쪽으로 가야 하나요?
직원: 네~ 00실은 말씀이십니까? (00실을 가리키며)00실은 저쪽에 있습니다.
직원: 안녕히 가십시오.

2) Point

(1) 고객의 질의에 다시 재차 묻는 부분을 000실 맞습니까? 라고 다시 묻는다.
(2) 고객의 질의에 신속하게 응답합니다.

3. 수납창구에서는 계산시

1) 고객응대

고객:(신용카드를 내밀며)
직원:(두손으로 카드를 받으며)예! 계산해 드리겠습니다.
고객분이 제출한 신용카드의 결제승인이 이루어 지지 않는 경우
직원: 고객님! 신용카드의 승인 요청이 지연되는 군요. 갖고 계신 다른 카드가 혹시 있으십니까?

2) Point

(1) 고객분이 작성한 서류 및 신용카드를 받을 때는 항상 고객과의 시선을 맞춰 두손으로 받도록 합니다.
(2) 수납시 시간이 지연되어 고객 분에 기다리게 될 경우 지연되는 서류나 대기시간을 정확히 안내하여 양해를 구합니다.

4. 검사용지를 받을 때

1) 점검 사항

고객: 이것 여기가 맞습니까?

직원: 네~ 맞습니다. 검사용지를 저에게 주십시오. 채혈을 해야 하니 상의를 벗으시고, 앉아 주시겠습니까?

고객: 감사합니다.

2) Point

(1) 고객의 검사용지를 받을 시에는 반드시 일어서서 고객과의 눈높이를 맞춰야 합니다.

(2) 검사용지는 두손 수수로 받도록 합니다.

(3) 시선을 상대방의 눈-검사용지-상대방의 눈으로 시선을 이동 하는게 가장 자연스럽습니다.

(4) 대기 시에는 대기사유와 시간을 정확하게 안내하고 양해를 구합니다.

5. 방향을 가리킬 때

1) 점검 사항

고객: 어떻게 하면 되나요?

직원: 예~ 상의를 탈의하시고, 앞 의자에 앉아 주시겠습니까? (두손으로 정중히 가리

킨다)
고객: 감사합니다.

2) Point

(1) 방향이나 사물을 지시할 때는 항상 두 손을 사용하여야 합니다.
(2) 손목이 굽지 않도록 주의합니다.
(3) 손끝은 가지런히 모읍니다.
(4) 팔 굽힘의 각도로 거리감을 나타냅니다.

6. 장소를 안내할 때

1) Point : 인사를 하고 행선지를 말해준다.

(1) 인사를 한다.
(2) "너무 오래 기다리시게 했습니다."라는 인사를 한다.
(3) 행선지를 말해준다.

2) Point : 두서너 걸음 앞에서 걷는다.

"이쪽으로 오시지요."라고 말하면서 고객보다 두 서너 걸음 앞에서 안내한다.

3) Point : 뒤따라오는 고객에게 계속 마음을 쓴다.

(1) 복도 보통이나 계단 같은 곳에서는 멈춰서서 뒤따라오는 고객에게 신경을 써야 한다.

(2) 엘리베이터로 안내할 때는 고객을 먼저 태우고 필요한 층의 버튼을 누른다.

4) Point : 상석에 앉도록 권합니다.

(1) 응접실에 도착하면 노크하고 문을 연 다음 "들어가시지요."라고 말하고 고객이 먼저 입실하도록 한다.
(2) 고객에게 윗자리를 권한다.

5) 점검 사항

고객: 000실이 어디예요?
응대1: 제가 안내해 드리겠습니다. 이쪽으로 오시겠습니까?
응대2: 고객님이 계신 곳에서 왼쪽으로 10m정도 가시면 000실입니다.

6) Point : 고객을 안내할 때

(1) 인사를 하고 행선지를 말합니다.
(2) 두서너 걸음 앞에서 사선걸음으로 걷습니다.
(3) 복도 모퉁이나 계단에서 잠시 멈춰서 뒤따라 오는 고객에게 계속 관심을 갖습니다.
(4) 방향을 표시할 때는 상체를 살짝 숙이고 손가락을 모아 고객의 입장에서 방향을 표시합니다.

7) Point : 계단을 오를 때

(1) 고객과 동행하여 안내할 때는, 고객의 오른쪽 2보 정도 앞에서 비스듬히 걸어가며 안내한다.
(2) 계단을 오르내릴 때는 앞에서 안내하는 것이 원칙이나, 여성과 함께 계단을 내려올 때는 뒤따르며 안내한다.

8) Point : 여닫이 문을 이용할 때

(1) 자기 쪽으로 잡아당겨 여는 문을 통과할 때는 문을 열고 서서 고객을 먼저 통화시킨다.
(2) 반대로 안쪽으로 밀고 들어가는 문 일때는 안내자가 먼저 통화한 후 문을 잡고서 고객을 통과시킨다.

9) Point : 엘리베이터를 타는 경우

(1) 조작하는 사람이 있을 때는 고객이 먼저 타고 내리도록 한다.
(2) 조작하는 사람이 없을 때는 안내자가 먼저 타고 버튼을 조작한 후 고객이 타도록 하며 내릴 때는 고객을 먼저 내리도록 한다.

7. 나쁜 서비스 vs 좋은 서비스

1) 부정적인 표현을 써야 할 때

나쁜 서비스	좋은 서비스
• "그건 절대 안됩니다." • "이렇게 늦게 오시면 어떻게 합니까 • "이건 서류 미비로 접수할 수 없습니다."	

2) 고객이 창구에 와서 서성일 때

나쁜 서비스	좋은 서비스
• 고객 접근을 인지하고도 시선 피하기 • 고객이 대기 중인대도 무관심한 행동 • 다른 고객응대 중 양해인사 없이 장시간 대기토록 방치	

3) 다른 업무도 바쁜데 문의전화를 받을 때

나쁜 서비스	좋은 서비스
· "바쁘니, 다음에 전화하세요. 그걸 어떻게 하나 하나 다 말씀드려요? 저희 병원으로 나오세요." · 다음 고객이 대기 중인데도 장시간 전화상담 진행	

4) 안내시

나쁜 서비스	좋은 서비스
· 턱이나 손가락으로 가리킨다. · 말로만 "000로 가세요!"(명령조) · 부정확한 안내로 고객이 이리저리 서성이게 하는 행위	

5) 업무마감 후 처리 요청시

나쁜 서비스	좋은 서비스
· "지금이 몇시인데, 처리해달라고 하십니까?' · "끝났습니다. 내일 오세요."	

제6장

전화 응대

1. 전화를 받을 때

1) 벨이 울리면 바로 받는다.

① 반드시 메모지를 준비한다.
② 벨이 3회 이상 울렸을 경우에는 죄송하다는 의사표시를 한다.

2) 회사 이름, 부서와 과의 이름을 댄다.

① "안녕하십니까? 00병원 000과 000입니다."라고 밝고 상냥하게 말한다.
② "여보세요? 여보세요?"하는 것은 좋지 않다.

3) 상대방을 확인한다.

"000님이시군요.

4) 아는 사람인 경우에는 인사를 한다.

① "안녕하십니까?"
② "매번 감사합니다."

③ "반갑습니다."

5) 용건을 묻는다.

① 차분한 정확하게
② 수긍을 해가며
③ 요점을 메모지에 기입한다.

6) 응답시 모든 책임을 진다는 마음가짐으로 한다.

① 아무렇게나 응답하지 말 것
② 잘 모르는 내용인 경우에는 양해를 구한 다음 다른 사람을 바꿔 주든지 확인해서 연락드리겠다고 약속한다.

7) 끝맺음 인사를 한다.

① "감사합니다."
② "이만 실례하겠습니다."
③ "안녕히 계십시오."

8) 수화기를 놓는다.

상대방이 끊은 뒤에 조용히 수화기를 내려 놓는다.

9) 고객응대

첫인사: 정성을 다하겠습니다. 00병원 00과 000입니다.
끝인사: 더 궁금하신 점이 있으십니까? 저는 00병원 000입니다. 감사합니다.

10) Point

(1) 전화벨 소리는 2번 이내에 받습니다.
(2) 다른 직원이 바쁜 경우 내선번호를 눌려서 빨리 내가 먼저 받도록 합니다.
(3) 책임감있게 실명제로 나의 이름을 정확히 밝히도록 합니다.
(4) 수화기는 오른손으로, 발음은 명확히, 목소리는 밝게!

2. 전화를 걸 때

1) 상대방의 전화번호, 소속, 성명을 확인한다.

잘못하고 있어 상대방에게 폐를 끼치는 일이 없도록 하기 위하여

2) 통화할 용건, 순서를 메모한다.

① 간결하고 요령있게 말하기 위하여
② 할 말을 잊거나, 빠뜨리는 일이 없도록 하기 위하여

3) 필요한 서류나 자료를 정리하여 곁에 갖춰둔다.

① 통화 중에 상대방을 기다리게 하지 않기 위하여
② 확실한 정보를 전하기 위하여

4) POINT

(1) T.P.O를 고려할 것

시간, 장소, 상황에 맞추어 전화를 걸어도 좋을지를 생각한다.

(2) 용건을 구상할 것

수화기를 들기 전에 용건을 구상하되 5W1H(WHAT, WHEN, WHERE, WHO, WHY, HOW)를 염두해 둔다.

(3) 상대방의 전화번호를 확인할 것

상대방의 전화번호, 이름 등을 다시 확인한다.

(4) 버튼을 바르게 누를 것

버튼은 자기가 직접 누르되 손가락을 사용하여 정확히 누른다.

5) 고객응대

첫인사: 안녕하십니까? 00병원 000과 000입니다. 지금 통화 가능하십니까?
끝인사: 더 궁금하신 점이 있으십니까? 저는 00병원 000입니다. 감사합니다.

6) Point

(1) 우선, 고객님의 통화 가능한 상태인지를 먼저 확인합니다.
(2) 정성스런 끝맺음 인사를 하고, 수화기는 3초의 여유를 가지고 천천히 내려놓되, 수화기의 아랫부분부터 닿도록 내려놓습니다.

3. 담당자 부재중일 경우

1) 점검 사항

직원: (전화벨 2번 울린 후 받는다) 정성을 다하겠습니다. 00병원 000과 000입니다.
고객: 저 000선생님 계십니까?
직원: 네~ 000선생님은 잠시 자리 비우셨습니다. 메모를 남겨 주시면 오시는 대로 전해 드리겠습니다.
고객: 네~0번으로 전화를 부탁한다고 전해주세요.
직원: 네~ 오시는 대로 전달해 드리겠습니다. 저는 00병원 000입니다. 감사합니다.

2) Point

(1) 통화가 끝난 후에 고객이 전화를 끊은 것을 확인하고 전화를 끊습니다.
(2) 통화시에는 밝고 상냥한 목소리로 대합니다.
(3) 전화 예절은 보이지 않는 나의 또 다른 얼굴입니다.

4. 전화 응대(늦게 받은 경우)

1) 점검 사항

[벨소리 3번 이상 울린 경우] 직원: 늦게 받아 죄송합니다. 00병원 00과 000입니다.

2) Point

(1) 고객과 나누는 전화응대 한마디는 우리 병원의 이미지, 나의 이미지를 편성합니다.
(2) 전화응대는 상대 누구이든 항상 기쁜 마음으로 받고 고객에게 편안함을 드립니다.

5. 전화응대의 기본적인 태도

- 전화는 고객이나 상대방의 얼굴을 직접 보지 않고 대화하는 것이기 때문에 자칫하면 실수 하기 쉽고, 오해가 발생할 소지가 많다.
- 따라서 모든 사원은 전화응대시 친절을 생활화하고, 정성을 다함으로써 상품만을 파는 것이 아니라, 친절과 신뢰와 깨끗한 이미지를 파는 병원 문화를 조성해야 하겠다.

1) 전화기의 근처에 비치해 두어야 할 것

(1) 메모 용지
(2) 필기 도구
(3) 전화번호부
(4) 자주 거는 상대방의 전화번호 리스트
이것들을 상비해 놓게 되면 시간도 절약될 뿐더러 전화응대를 보다 효율화할 수 있다.

2) 전화를 거는 시간

보통의 비즈니스 사회에서는 일과시간에 해당되는 오전 9시부터 오후 6시까지의 사이에 거는 것이 일반적이다. 점심시간은 특별한 경우를 제외하고는 피하는 것이 좋다.

3) 상대방을 확인 할 것

특별한 연상의 상사나 윗사람에게 걸 경우, 상대방을 직접 전화에 불러내는 것이 간혹 실례가 되는 경우가 있으므로 주의한다. 이런 경우 최초로 전화를 받은 사람에게 용건을 말할 상대방의 형편을 묻는가 전갈을 의뢰한다. 또 상대방의 업무상 특징이나 성격이나 버릇을 사전에 파악해 둘 필요가 있다.

4) 통화 중에 급한 일이 생겼을 경우

통화 중에 또다른 전화가 걸려왔거나 방문객이 있다는가, 상사에게 급히 불려가게 될 수 있다. 이럴 경우엔 통화를 끝낸 뒤에 용무를 보는 것이 가장 좋지만 통화가 오래 걸릴 것 같으면 상대방에게 사정을 설명하고 일단 전화를 끊는다. 통화가 바로 가능한 경우에는 상대방에게 양해를 얻고 잠시 통화대기를 해도 무방하다.

제7장

검진 단계

1. 신속한 행동 단계(채혈 준비)

1) 점검 사항

직원: 채혈을 해야 하니 팔을 받침대 위에 얹어 주시기 바랍니다.

고객: 오른팔요? 왼팔요?

직원: 편하신 팔이면 됩니다.

고객: 난 오른팔을 많이 사용하니 왼팔이 좋겠네요

직원: 네~ 감사합니다.

2) Point

(1) 고객은 환자라는 사실을 염두해 두고 항상 주의깊게 대하는 습관을 가져야 합니다.

(2) 직원이 편안해 하는 자세가 아니라, 고객이 편안해 하는 자세로 채혈에 임해야 합니다.

(3) 고객의 팔을 두손으로 가볍게 잡고 팔받침대 위에 살짝 올려 놓습니다.

2. 신속한 행동 단계(주사기 준비)

1) 점검 사항

직원: (살며시 돌아앉아 주사바늘을 준비하고)
고객: (안정된 표정)
직원: 걱정 마십시오. 아프지 않게 놓아 드리겠습니다. (위로의 말을 해준다)
고객: 감사합니다.

2) Point

(1) 고객은 주사에 대한 두려움이나 공포심을 가지고 있습니다.
(2) 고객 앞에서 주사기를 준비하지 말고, 신속하게 채혈에 임합니다.

3. 신속한 행동 단계(채혈시)

1) 점검 사항

고객: 많이 아픕니까?
직원: 조금 따끔합니다.
고객: 언제 끝나요?
직원: 다 끝나셨습니다. 많이 아프셨죠? (아픔을 함께 하는 마음으로 위로 해준다)

2) Point

(1) 고객은 언제나 위로 받길 원합니다.
(2) 아픔을 함께하는 마음으로 채혈에 임합니다.
(3) 단 한 번의 시도로 채혈에 성공할 수 있도록 노력합니다.

4. 서비스 제공 및 확인 단계(채혈 후 주의 사항)

1) 점검 사항

직원: 5분 정도 채혈 주위를 꼭 눌러 주십시오. 그렇지 않으면 붓거나 멍이 들 수도 있습니다.
고객: 아 감사합니다.
직원: 그럼 다음 검사를 위해 소변을 받으셔야 합니다.

2) Point

(1) 채혈 후 주의사항을 꼭 알려 주어야 합니다.
(2) 근무중의 자세가 좋은 사람은 그것만으로도 고객에게 호감을 주고 신뢰감을 줍니다.

5. 서비스 제공 및 확인 단계(소변 받기)

1) 점검 사항

직원: 받은 소변은 이곳에 놓으시면 됩니다.
고객: 이정도 양이면 됩니까?
고객: 소변컵의 1/3정도면 가능합니다.
직원: 수고 하셨습니다.

2) Point

(1) 방향이나 사물을 가리킬 때 상체를 살짝 숙이고 공손하게 손을 모아 가리킵니다.
(2) 고객은 소변 컵을 들고 있다는 사실이 불편할 수도 있습니다.
(3) 신속한 고객 응대가 필요합니다.

6. 감사 단계(고객 배웅)

1) 점검 사항

고객: 수고하셨습니다.
직원: 감사합니다. 건강하십시오 (스탠딩 자세로 인사진행)

2) Point

(1) 고객을 내쫓듯이 종료 인사를 하지 않도록 합니다.
(2) 고객 등에 대고 종료인사를 하지 않도록 합니다.
(3) 감사의 인사는 고객에게 마지막 만족감을 줍니다.

7. 다음 고객을 맞이할 때

1) 점검 사항

직원: 안녕하십니까? 어서 오십시오
고객: 이거 여기 내는 것 맞나요?
직원: 네~ 맞습니다.
직원: 채혈을 해야 하니 상의를 벗으시고 앉아 주시겠습니까?
고객: 예, 알겠습니다.
직원: 감사합니다.

2) Point

(1) 다음 고객을 맞이할 때도 정성을 다합니다.
(2) 사무적인 고객 맞이가 아닌 밝은 표정, 기쁜 마음으로 맞이 합시다.
(3) 먼저 고객의 모든 상황이 종료됨을 확인하고 다음 고객을 맞이 합니다.

8. 고객 맞이(검사전 설명)

1) 점검 사항

직원: 000님 안녕하십니까? 검사 담당자 000입니다. 지금부터 검사 전 설명을 하겠습니다.

고객: 네~ (반가운 표정)

직원: (간단 명료하고 알아듣기 쉽게 설명을 한다)

고객: (설명을 다 듣고 안심이 된다는 듯이) 아! 그래요~ 고맙습니다.

2) Point

(1) 고객은 누구나 검사에 대한 막연한 두려움과 궁금증을 갖습니다.

(2) 고객은 누구나 검사 전 그 검사에 대한 정보를 알고 싶어합니다.

(3) 직원은 상냥하고 부드러운 설명으로 고객의 궁금증과 두려움을 풀어 줍니다.

9. 진단실에서 첫 응대

1) 점검 사항

고객: 검사하러 왔는데요?

직원: 네~ 안녕하십니까? 담당자 000입니다.

고객: (예의 바르고 품위있는 직원이 믿음직스럽게 보임)

2) Point

(1) 예의 바르고 깍듯한 인사는 고객에게 신뢰감을 줍니다.
(2) 고객 맞이 인사에는 때와 장소가 따로 없습니다.
(3) 검사전 따뜻한 인사로 고객을 맞이합시다.

3) 점검 사항

직원: 어서 오십시오. 여기로 앉으시겠습니까?
고객: 감사합니다.

4) Point 선진국형 의사란?

(1) 환하게 웃으면서 반겨 주는 의료인입니다.
(2) 눈을 마주쳐 주는 의료인입니다.
(3) 고객이 이해할 수 있도록 설명을 해주는 의사입니다.

10. 내시경실에서

1) 점검 사항

고객: 너무 아팠어요
직원: 많이 힘드셨죠? 잘 참으셨습니다. (휴지로 흘린 침을 닦아 주고 흐트러진 머리를 매만져 드린다)

2) Point

(1) 고객의 두려워하는 마음을 이해하고 긴장을 풀어 주려고 노력합니다.
(2) 고객을 안심시키고 안정된 다음에 검사를 시작합니다.
(3) 검사 후 흐트러진 모습에 마음이 상하지 않도록 자상하게 배려해 줍니다.

11. 사전 설명시

1) 점검 사항

직원: 흉부 x-선 촬영은 기관지나 폐렴등을....(설명을 끝내고) 더 궁금하신 점 있으십니까?
고객: 아니요
직원: 그럼 검사 시작하겠습니다.

2) Point

(1) 고객의 눈을 보고 설명을 이해하고 있는지 확인합니다.
(2) 전문용어는 알아듣기 쉬운 말로 설명합니다.

12. 검사의 설명(고객의 협조를 구할 때)

1) 점검 사항[검사 진행시 고객의 잦은 실수 상황]

직원: 처음에는 다 그렇습니다. 천천히 다시 해보세요.
고객: 이번에는 잘할 수 있을 것 같습니다.
직원: 그렇습니다. 자신감이 중요합니다.

2) Point

(1) 고객의 잘못에 대해 신경질적인 감정을 표현하지 않습니다.
(2) 검사에 대한 자신감이 생기도록 도와줍니다.
(3) 검사에 대한 사전방법을 충분히 설명합니다.
(4) 누구나 검사시 실수할 수 있습니다.

13. 고객 안내(불편한 환자)

1) 점검 사항

직원: 들어 오십시오. 제가 도와 드리겠습니다.
고객: 고맙습니다.
직원: 불편하지 않으십니까?
고객: 감사합니다.

2) Point

(1) 고객이 검사를 받는데 불편함이 없도록 도와줍니다.

(2) 불편한 고객에게 빨리 하라고 재촉하지 않습니다.

(3) 편안함과 친근감을 주도록 합니다.

(4) 나의 작은 도움이 고객에게 큰 감동이 될 수 있습니다.

제8장

불만고객 응대

1. 먼저 채혈을 요구하는 고객일 때

1) 점검 사항

고객: 바쁜데 빨리 해 주세요?

직원: (간단히 목례후 채혈을 진행한다)

직원: (채혈을 다 마친후) 대단히 죄송합니다. 잠시만 기다려 주시겠습니까? 바로 처리해 드리겠습니다.

2) Point

(1) 시재의 중요함을 감안하여 채혈 중인 고객이 불안하지 않게 기다림에 대한 죄송함을 간단한 목례로 표현하고, 이 후 신속한 응대로 고객의 기대심리를 충족시킵니다.

(2) 계속해서 재촉하는 고객이 귀찮다는 생각보다는 기다리게 함을 죄송하게 생각하는 배려가 필요합니다.

2. 멍이 들거나, 아픔을 호소하는 고객일 때

1) 점검 사항

고객: 멍이 들었는데 어떻하면 됩니까?

직원: 대단히 죄송합니다. 채혈 후 5분 정도 꼭 누리지 않으면 멍이 들 수도 있습니다. 시간이 지나면 괜찮아질 것입니다. 만약 괜찮아지지 않으면 저희 병원을 다시 한번 방문해 주십시오. 대단히 죄송합니다.

2) Point

(1) 고객의 클레임에 관심을 보입니다.
(2) 고객을 안심시키고 정중히 사과합니다.
(3) 절대 변경하거나 고객 탓으로 돌리지 않도록 합니다.

3. 첫 번째 채혈 실패시

1) 점검 사항

고객: 아니 두번씩이나?? 아파요!

직원: 대단히 죄송합니다. (실패 사유를 정중하게 설명하고) 반대 팔에 한번 더 하시면 진행하도록 하겠습니다.(양해를 구한다)

고객: 괜찮습니다. 편안히 하십시오

직원: 대단히 감사합니다.

2) Point

(1) 환자의 고통이 나의 고통임을 자각하고 정중히 사과합니다.
(2) 실패 사유를 설명 드리고 정중히 양해를 구합니다.
(3) 또 다른 채혈 실패를 예방하기 위해 노력합니다.

4. 고객 안내(다른 검사의 순서)

1) 점검 사항

직원: 000님은 특수 검사라 15분 더 기다리셔야 합니다. 죄송합니다.
고객: 음, 검사가 다르군요. 알겠습니다.

2) Point

(1) 고객은 순번에 민감합니다. 정확한 순서를 안내합니다.
(2) 순서가 바뀌어 졌다면 이유를 자세히 설명합니다.
(3) 검사는 누구나 빨리 하기를 원합니다. 정확한 순서에 의한 검사는 신뢰받는 병원의 필수조건입니다.

5. 고객 접점 단계의 불만 고객 응대

- 변명은 절대 금물이다!
- 고객은 변명을 들으러 온 사람이 아니라 자기 기대를 충족시키러 온 사람이다.
- 따라서 고객이 불만을 말했을 때, 변명을 하지 말고, 솔직히 수용함으로써 간접적인 만족을 느끼게 해야 한다.

1) 점검 사항

고객: (갑자기 화를 낸다)
직원: 고객님 무슨 일로 그러십니까? 제가 도움 드리겠습니다.
고객: 아니 순서를 지켜야죠!
직원: 대단히 죄송합니다. 저희가 본의 아니게 고객님께 불편을 끼쳐 드렸습니다. 지금 즉시 처리해 드리겠습니다.
고객: 고마워요.(화낸 것을 후회)

2) Point

(1) 불만 고객이 발생하면 그 사유를 끝까지 경청하도록 합니다.
(2) 즉시 불만에 대한 해결 방안을 제시하고 거듭 사과를 한다.
(3) 감정적으로 대하거나 무시하는 행동을 보여서는 안됩니다.
(4) 이유없는 불만고객은 없습니다. 그 원인은 바로 우리에게 있습니다.

6. 대기 지연

1) 점검 사항

직원: 늦어서 죄송합니다. 지금 바로 처리해 드리겠습니다.
고객: ....
직원: 고객님 처리되었습니다. 기다리시게 해서 죄송합니다. 안녕히 가십시오.
고객: 아까 화내서 미안해요. 수고하세요.

2) Point

(1) 변명을 절대 금물입니다.
(2) 내가 병원을 대표한다는 생각으로 책임감 있게 응대합니다.
(3) 고객의 상한 기본을 그래도 받아 줄 수 있는 아량도 필요합니다.

7. 고객의 불편, 불만을 어떻게 풀어줘야 하나?

1) 겸허하게 감정을 누그러뜨리고 한발 양보하는 자세로 대처한다.

(1) "고객이 까다롭다, 트집을 잡는다." 등의 선입견은 버린다.
(2) 건성으로 듣거나, 좌우를 살피는 등 불성실하고 부주의한 자세는 버린다. 늘 겸허하고 성의있는 태도로 고객을 맞아야 한다.
(3) 고객의 불평, 불만의 전후 사정 등 전반적인 사항을 이해한다.

(4) 불평하는 사항을 메모하면 더욱 성의있게 보인다.

2) 정확한 원인을 판단하고 분석한다.

불평, 불만의 중심문제, 그 핵심이 어디에 있는 가를 찾는다.

3) 불평, 불만사항은 즉시 신속하게 처리한다.

(1) 그 일이 자기 권한 내의 일이면 곧 해결해주는 것을 원칙으로 한다.
(2) 동료나 상사의 권한이면 책임자에게 인계한다.
(3) 해결이 빠를 수록 미래의 고정고객화에 도움이 된다.

4) 성의 있게 해결책을 알려준다.

(1) 고객이 공격적이나 예민하게 반응할 수 없도록 부드러운 말로 성의를 다해 설명한다.
(2) 권한 외의 일일 경우 절차에 따라 조치할 것임을 분명히 알려준다.

5) 적극적으로 해결한 다음 그 결과를 검토한다.

(1) 불편, 불만을 토로하는 고객의 반응을 읽는다.
(2) 주위의 다른 고객의 반응도 아울러 살핀다.

8. 고객의 불평, 불만처리의 4단계

1) 사유를 듣는다.

(1) 끝까지 전부 듣는다.

(2) 반드시 메모를 한다.
(3) 선입관을 버리고 겸허하게 듣는다.
(4) 절대로 피하지 않는다.

2) 원인을 규명한다.

(1) 업무적 측면에서
(2) 심리적 측면에서
(3) 복합적 측면에서

3) 해결책을 강구한다.

(1) 신속한 응대(난이도에 따라 대책 강구)
(2) 책임한계의 명확화
(3) 예의있게 잘못 시정
(4) 조기 진화

4) 결과를 알려주고 효과를 검토한다.

제9장

사내 예절

1. 직원간 인사

1) 점검 사항

직원1: (복도에서 직장 상사를 먼저 발견한 직원1은 상사에게 먼저 반갑게 다가가) 안녕하십니까?

직원2: (인사하는 직원1을 반갑게 맞이 한다)오! 000선생님 반가워요. 좋은 하루 되세요.

2) Point

(1) 하루에도 수없이 마주치는 고객과 직장 동료들에게 과연 인사를 몇번이나 나누십니까?

(2) 인사는 개인과의 첫 커뮤니케이션입니다.

(3) 여러분의 따뜻한 인사에서 상대방은 첫 감동을 느낍니다.

2. 복도에서

1) 고객응대

복도에서는 직원끼리 손을 잡고 다니거나, 팔짱을 끼고 다니지 않습니다. 다른 사람의 통행에 방해될 수도 있고, 보기에도 좋지 않습니다.

2) Point

(1) 보행시 큰소리로 상대방과 이야기 하지 않습니다.
(2) 복도에서 아무리 바빠도 원내에서는 뛰지 않습니다.
(3) 어쩔 수 없이 앞사람을 추월 할 때는 "실례합니다."라고 말하고 지나갑니다.
(4) 코너를 돌 때는 마주 오는 사람에게 주시하면 조심해서 걷도록 합니다.

3. 대기시, 우리들의 자세

1) 점검 사항

직원1: 책상 정리
직원2: 지지대 정리
직원3: 고객의자 정리

2) Point

(1) 당신이 방심할 때 항상 고객은 나타납니다.
(2) 당신이 고객에게 서비스를 하고 있지 않다면 서비스 하고 있는 다른 사람에게 서비스를 하세요
(3) 정리 정돈된 환경은 고객의 마음을 편안하게 만들어줍니다.

제10장

끝인사

1. 고객 귀가시

1) 고객응대

고객: 진료 잘 받고 갑니다. 안녕히 계세요.
직원: 진료 끝나셨어요? (밝은 미소를 띠며) 건강 하십시오.

2) Point

(1) 고객이 진료 후 귀가 시까지 불편함 없이 서비스 받을 수 있도록 모든 접점부서에는 올바른 예절로 응대해야 합니다.

2. 고객 접점 단계(배웅인사)

1) 점검 사항

고객: (검사 마치고 돌아간다)
직원: 000님 수고하셨습니다. 검사 결과는 0일 이후 확인가능하십니다. 안녕히 가십

시오.

고객: 네 고맙습니다. 수고하세요

2) Point

(1) 검사 및 업무를 마치고 돌아가는 고객에게 정중한 배웅 인사를 잊지 맙시다.

(2) 검사를 마친 고객에게 다음 진료 순서를 상냥하게 안내하도록 합시다.

(3) 정성이 담긴 배웅인사는 고객 맞이 인사로 이어집니다.

3) 점검 사항

직원: 고생 많으셨습니다. 안녕히 가십시오.

고객: 고맙습니다. 수고하세요

4) Point

(1) 돌아서는 고객의 미소는 우리를 행복하게 합니다.

(2) 배웅은 고객응대의 종료가 아닌 또 다른 고객 맞이의 시작입니다.

공저자 소개

조안나 안동과학대학교 보건행정과 겸임교수
참 커뮤니케이션 대표
병원코디네이터 전문 강사

최경연 안동과학대학교 보건행정과 교수

병원서비스 코디네이터 이론과 실무 값 17,000원

2013년 8월 30일 1판1쇄 발행
2014년 3월 12일 1판2쇄 발행

저 자 : 조 안 나 · 최 경 연
발 행 인 : 주 영 일
발 행 처 : **계 축 문 화 사**

서울특별시 종로구 통일로12길 16-17
우편번호 110-091
TEL : 735-2257 · 738-9746
FAX : 723-9025
E-mail : gyechuk@hanmail.net
홈페이지 : gyechuk.co.kr
1973. 10. 31 등록번호 제300-1973-8호
ISBN 978-89-5629-312-7 93510